TÜCHER UND SCHALS PHANTASIEVOLL GEBUNDEN

Nickitücher – kleine Tücher ganz groß

W0364232

© Christiane Keller-Krische
HOBBY- und FREIZEITLITERATUR

Christiane Keller-Krische
HOBBY- UND FREIZEITLITERATUR

Inhaltsverzeichnis

Inhalt

Inhalt

Inhalt

Wie es zu diesem Buch kommt

Die Anregung kommt von Ihnen, liebe Leserin!

Seit einigen Jahren gibt es **DAS BUCH VOM TUCH** von mir mit über hundert Tipps und Ideen, Tücher und Schals phantasievoll zu binden. Die Nachfrage nach kreativen Ideen zum Tücherbinden ist bis heute ungebrochen.
Das persönliche Vorführen der Ideen an "Tücherdemonstrationsabenden" hat mir und meinen Teilnehmerinnen großen Spaß gemacht und wir haben viel dabei gelacht und anschließend konnten wir mit Vergnügen unsere Tücher heute so und morgen ganz anders tragen. An den Tücherdemonstrationsabenden wurde ich sehr oft gefragt: **"Wie binde ich ein Nickituch?"**. Es gibt viele Ideen für Nickitücher im "Buch vom Tuch". Anscheinend ist es für die Leserin aber nicht so einfach, die Ideen auch für Nickitücher umzusetzen. Deshalb hier nun ganz speziell Ideen nur für Nickitücher.
Etliche Zuschriften mit der gleichen Frage waren der Anlass, mich endlich hinzusetzen und diese Frage auch für die, die sich nicht persönlich an mich richten konnten, zu beantworten. Hier finden Sie nun -sage und schreibe- mehr als 70 Ideen, ihr Nickituch phantasievoll zu binden.

70 verschiedene Ideen nur für Nickitücher? Selbst ich hätte diese Vielzahl von Möglichkeiten nicht für realistisch gehalten, als ich begann, auf ihre Anregung hin, dieses Buch zu schreiben. Und es ist kaum zu glauben, mir fallen täglich neue, zusätzliche Verwendungsmöglichkeiten ein.
Das ging schon bei den Cowboys los. Diese verwendeten ihre Nickitücher unendlich vielseitig und auch für unmögliche Dinge. Normalerweise trug ein Cowboy sein Tuch zum Dreieck gelegt um den Hals gebunden. Hing die Spitze vorne herab, konnte er sich so rasch den Staub damit aus dem Gesicht wischen. Drehte er sie auf den Rücken, schützte das Tuch seinen Nacken vor der versengenden Sonne. Ritt der Cowboy inmitten einer staubigen Herde herum, zog er sich sein Tuch rasch über den Mund – als Staubfilter. So wurde er auch vor heftigen Gegenwinden geschützt.
Heutzutage tragen Skifahrer ihre Tücher so vor dem Mund, um die kalte Luft zu filtern und Eishagel auszugrenzen. Als Ohrenwärmer kommt ein Tuch genauso in Betracht als auch zum Festbinden eines Hutes bei heftigen Windböen.

Wie es zu diesem Buch kommt

Vorwort

Cowboys nutzten ihre Tücher als Abtrockentücher, Moskitonetz, Signalflagge, Verband, als Schlinge für gebrochene Arme, als Gürtel und als kleine Satteltasche. Es tat seinen Zweck als Filter beim Trinken aus verschmutzten Gewässern. Beim Schießen wurde rasch ein Schulterpolster daraus geformt, um den Rückstoss abzupuffern. Den Schafen wurde beim Brandmarken die Beine damit zusammengebunden und scheuen Pferden eine Scheuklappe daraus gebunden. Für die Banditen diente es als Tarnung und ehrliche Männer konnten rasch eine Handfessel für die Banditen daraus binden.
Früher gab es die Nickitücher eher in blau und rot. Insbesondere die Tabak- oder Schnupftücher waren eher rot gefärbt. Der Nachteil beim Schnupftabaknehmen war, dass sich die Finger braun verfärbten. Das rote Nickituch war bestens geeignet, die Finger wieder zu säubern, ohne das es hässliche Schmutzflecke davontrug.

Nickitücher gibt es heute in allen erdenklichen Farben, Mustern und Materialien. Sie finden es bedruckt mit niedlichen Teddys, Blumen, Herzen, als Spielfeld für Spiele, als Schachbrett, als Landkarte oder mit Informationen und Rezepten für leckere Gerichte.
Nutzen auch Sie Ihr Tuch kreativ und für vielfältigste Möglichkeiten.
An einen Baum gebunden, weist es den Weg bei einer Schnitzeljagd, als Rallye Flagge, zum Abschiedwinken, als Werbeträger, zur ersten Hilfe.
Binden Sie es um eine Flasche beim Servieren, nutzen Sie es als Lesezeichen, legen Sie es über ihren Hefeteig beim Gehen, nähen Sie sich eine Kissenhülle daraus oder aus vielen Tüchern eine Patchworkdecke.
Auch ihr Hund sieht lustig aus mit einem kleinen Tuch um den Hals.
Ein pfiffig getragenes oder genutztes Tuch zu erspähen ist für mich inzwischen Lebensfreude, ein anregender Farbtupfer, ein Lichtblick – das Tüpfelchen auf dem i.
Probieren Sie die Ideen der Reihe nach aus.
Wenn Sie noch zusätzliche Beispiele haben, schreiben Sie mir doch bitte. Dafür bin ich immer dankbar. Meine Adresse finden Sie hinten im Buch.
Viel Spaß also mit den Anregungen in diesem Buch wünscht Ihnen

Ihre *Christiane Keller-Krische*

Danke

Vielen Dank an alle, die Tücher tragen und benutzen.

Vielleicht habe ich ja gerade Sie, als Trägerin einer pfiffigen Tuchidee, zufällig getroffen und genau hingeguckt, wie Sie ihr Tuch gebunden hatten. Und nun finden sie ihre eigene Idee wieder in diesem Buch.

Vielen Dank auch an alle Frauen, die mit Begeisterung und Freude mit mir zusammen an einen Tücherbindeworkshop teilgenommen haben. Unzählige neue Ideen wurden dabei geboren.

Ein ganz großes Dankeschön geht auch an meinen Ehemann Harro und meine drei Kinder, die immer noch nicht die Nase voll von Tüchern haben und mir weiterhin neue Tücher schenken, weil jedes anders ist und man nie genug davon haben kann.
Meine Tochter und ihre Freundinnen Stefanie und Aline stellten sich bereitwillig und kichernd für stundenlange Fotositzungen zur Verfügung.

Die Fotos wurden dann von Adriana Mosconi mit wachsender Begeisterung und Ausdauer zu den anschaulichen Zeichnungen in diesem Buch verwandelt.

Frau Nicole Beier sprudelte über vor Ideen, wie die Texte und Zeichnungen in ein ansprechendes Layout verwandelt werden konnten und versicherte mir bei der Arbeit am Telefon, das der Umgang mit dem Thema Tücher richtig großen Spaß mache.

Die anschaulichen Fotos in diesem Buch entstanden in der Nähe der schönen Loreley bei Barbara Melzer, Werbefotografin. Der Fototag entpuppte sich als intensiv, von frühmorgens Beginn mit dem Hahnenschrei und Ende kurz vor Mitternacht. Der Tag war geprägt von Teamgeist und Harmonie. Ich danke den Fotomodellen Anke, Nic und Philippa ganz herzlich für Ihre außerordentliche Geduld und Kooperationsbereitschaft und Claudia für das fachkundige Frisieren und Schminken.

Kleine Tücher ganz groß!

10 Tipps rund ums Tuch

Tücher haben es in sich. Sie sind ein Blickfang, egal wo sie getragen werden.

1. Fühlen Sie sich wohl mit Ihrem Tuch, so wie sie es gebunden haben? Dann sitzt es genau richtig. Sie sollten Ihr Tuch auf zwanglose und ungekünstelte Weise tragen.

2. Das ständige Zurechtzupfen ist ein Zeichen für Ihr Unwohlsein. Binden Sie eine andere Idee.

3. Tragen Sie Tücher in Ihren Lieblingsfarben passend zur Garderobe. Wenn Sie nicht wissen, welches Ihre optimalen Farben sind, investieren Sie in ein professionelle Farbberatung.

4. Tücher erzielen Aufmerksamkeit. Ihr Outfit wirkt pfiffiger.

5. Mit Tüchern lenken Sie ab. Sie führen den Blick zu Ihrem Gesicht.

6. Verraten Sie Ihren Freundinnen ein paar Tuchideen. Vielleicht bekommen Sie im Austausch noch neue dazu.

7. Tücher sind ein persönliches Geschenk. Verschenken Sie es allerdings in den Lieblingsfarben der Empfängerin.

8. Trennen Sie sich von Tüchern, die farblich nicht zu ihnen passen. Schenken Sie diese einer Freundin der die Farbe hervorragend steht, oder tauschen Sie einfach mit einer Freundin gegen eins mit Ihren Lieblingsfarben.

9. Tücher, die farblich nicht zu ihnen passen, können Sie als Geschenkverpackung einer sinnvollen Verwendung zuführen.

10. Erfinden Sie neue Ideen, seien Sie kreativ, das macht Spaß. Schreiben Sie mir und teilen Sie mir Ihre neuen Ideen mit.

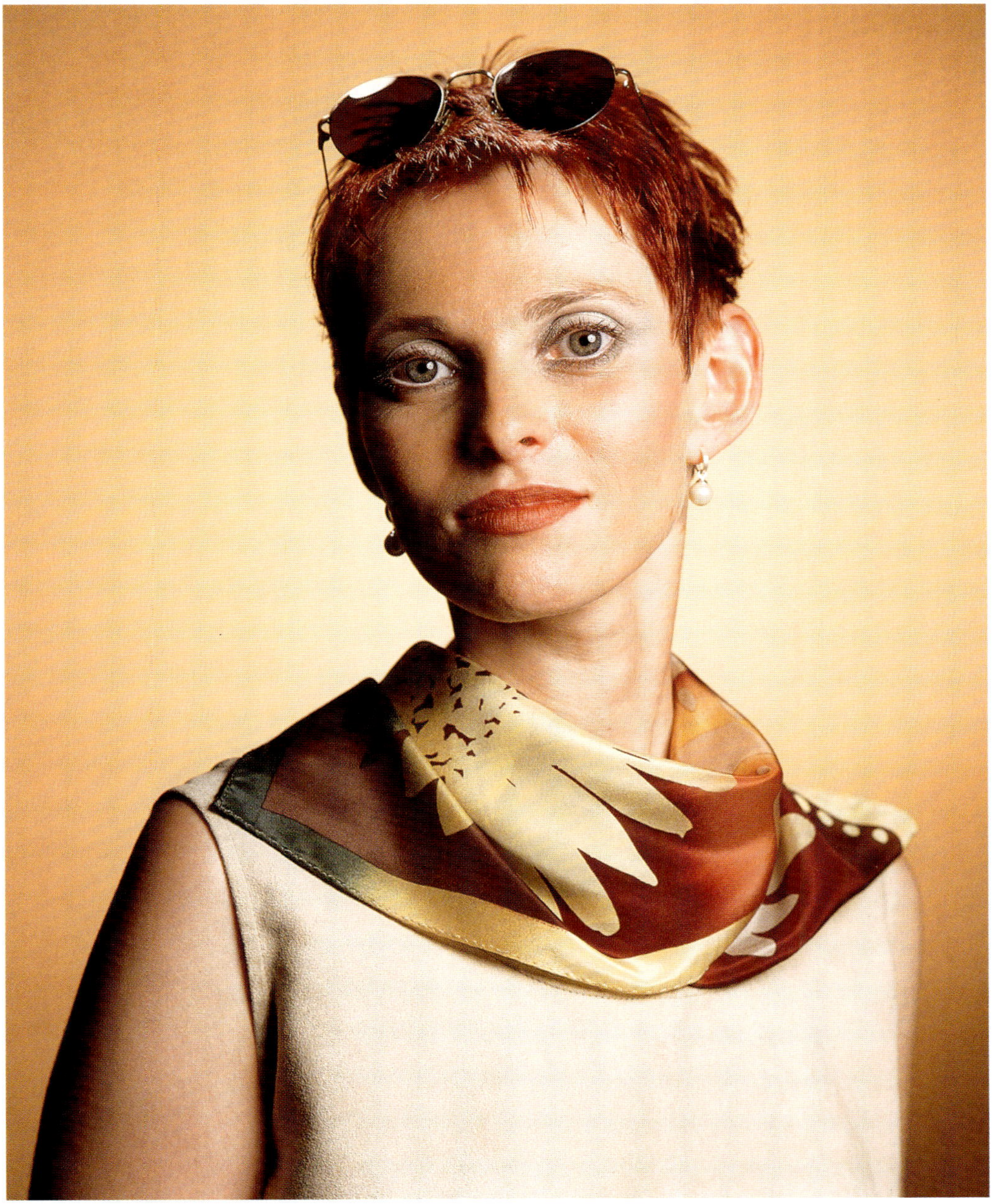

TIPP!

Die Tuchidee MATROSEN-KRAGEN finden Sie auf Seite 40. Unser Modell trägt die Spange hinten.

Allgemeines

Das Nickituch 55x55 cm

So legen sie das quadratische Tuch zum Dreieck

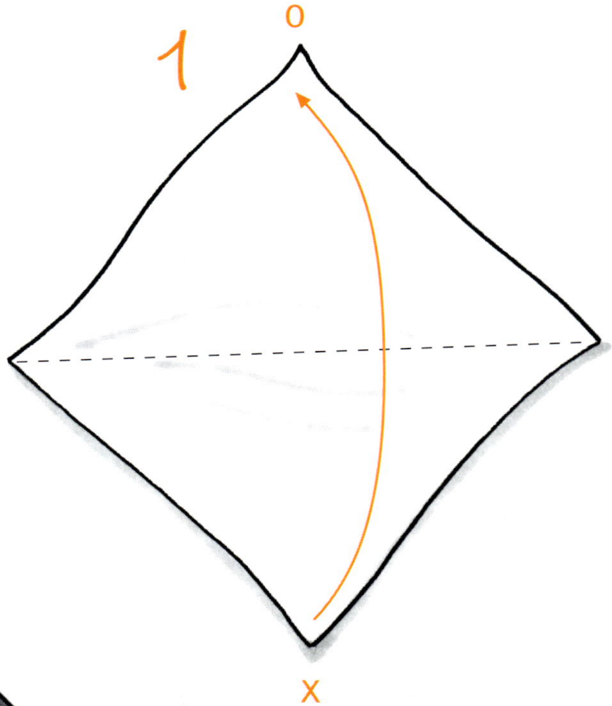

- Halbieren Sie das Tuch von Punkt x nach Punkt o.

Sie erhalten so ein Dreieck.

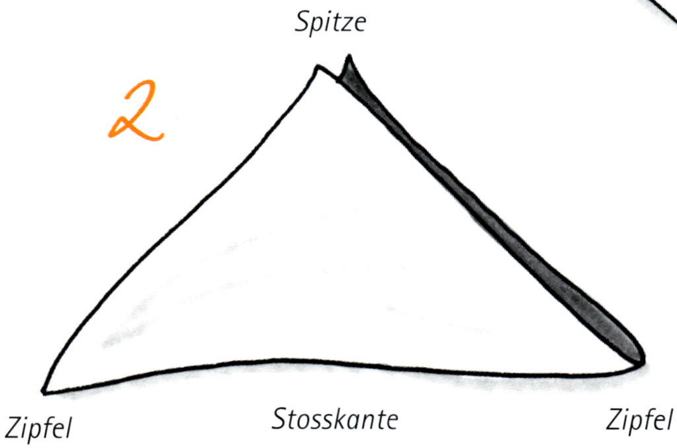

Das Nickituch 55 x 55 cm

Es gibt mehrere Möglichkeiten, das Dreieck zur Krawatte zu falten.

MÖGLICHKEIT 1

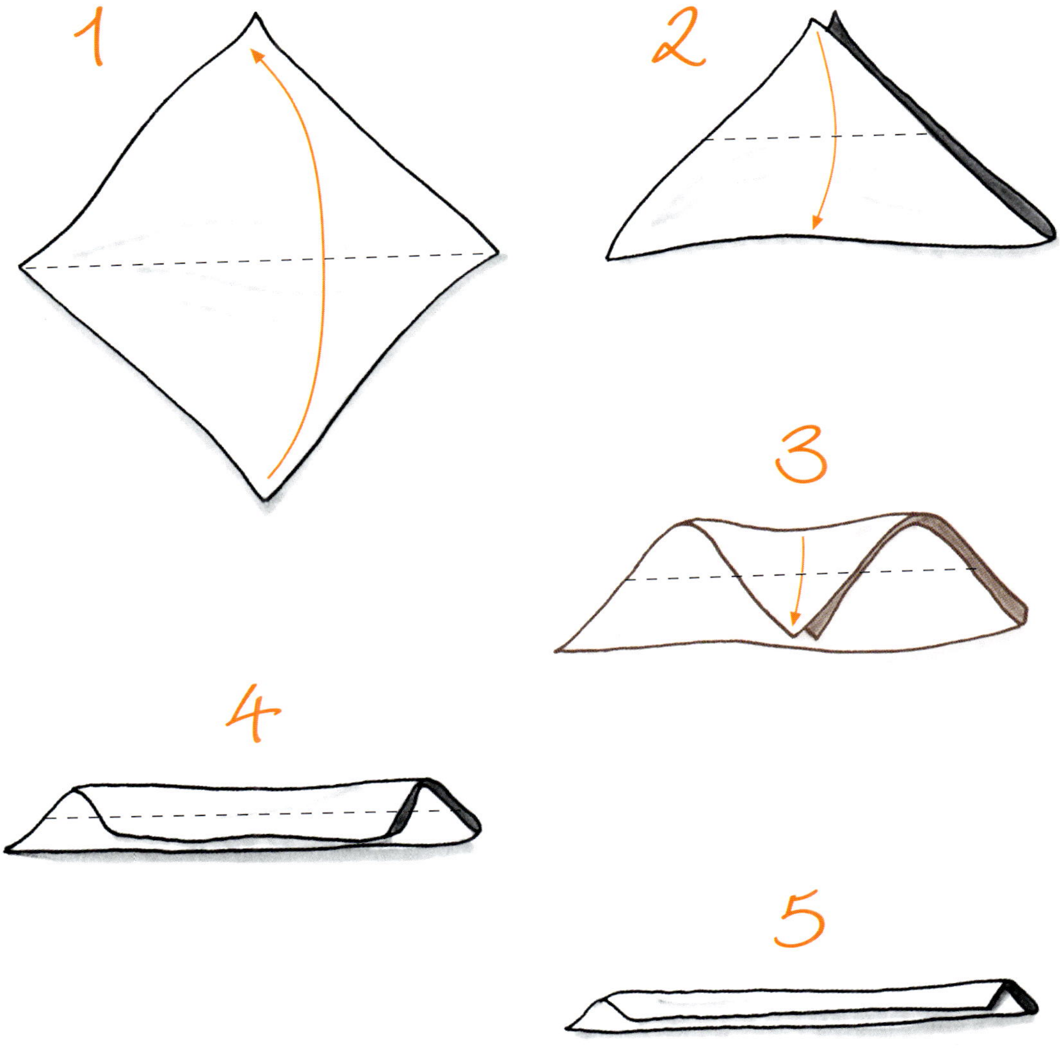

Das Nickituch 55 x 55 cm

MÖGLICHKEIT 2

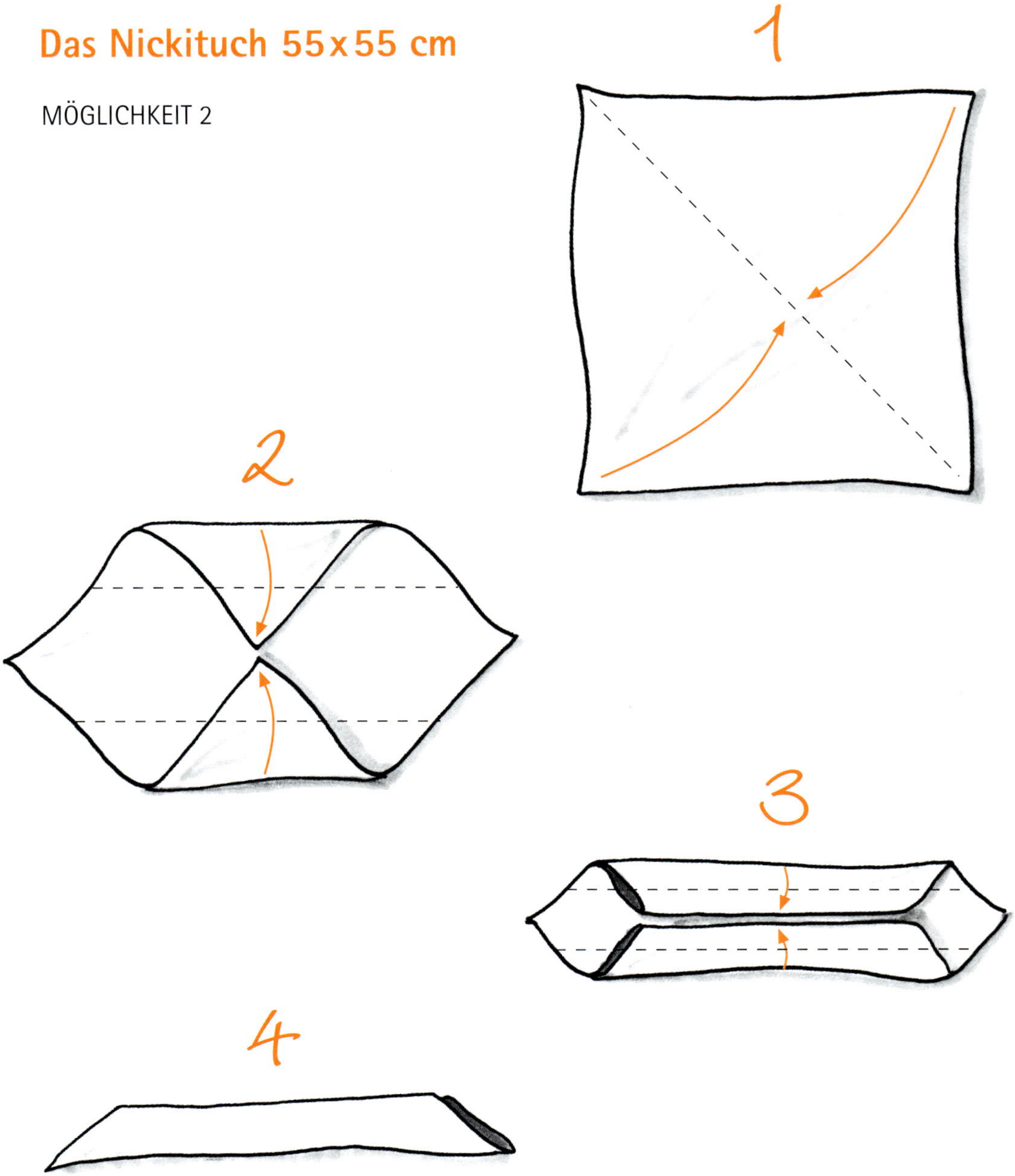

Das Nickituch 55x55 cm

MÖGLICHKEIT 3

1

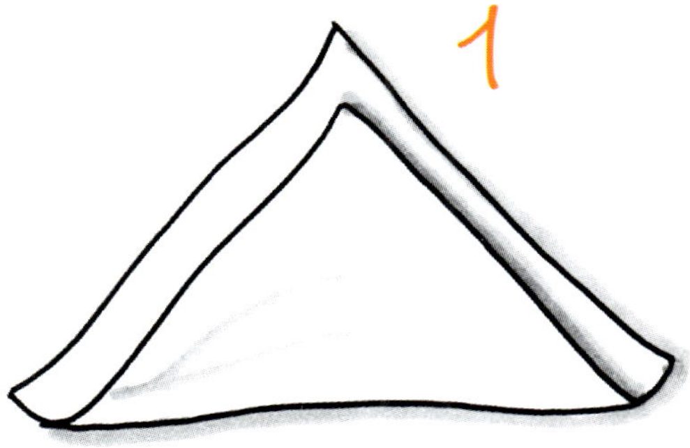

2

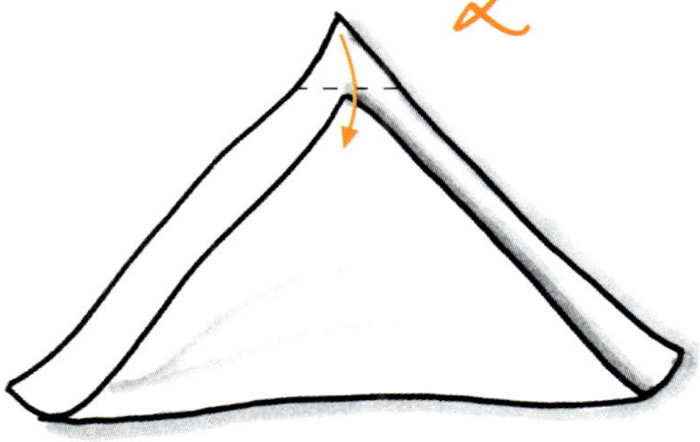

3

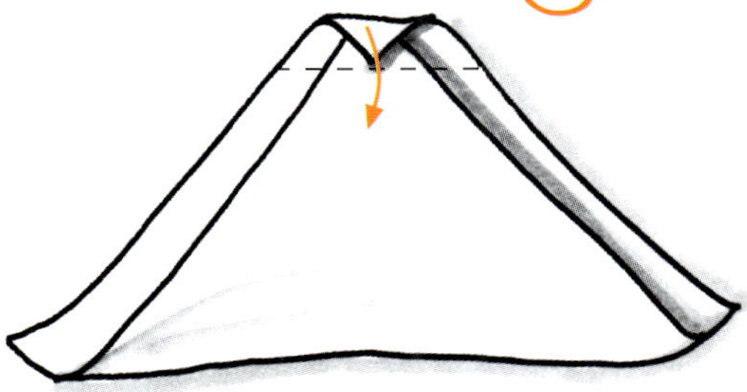

4

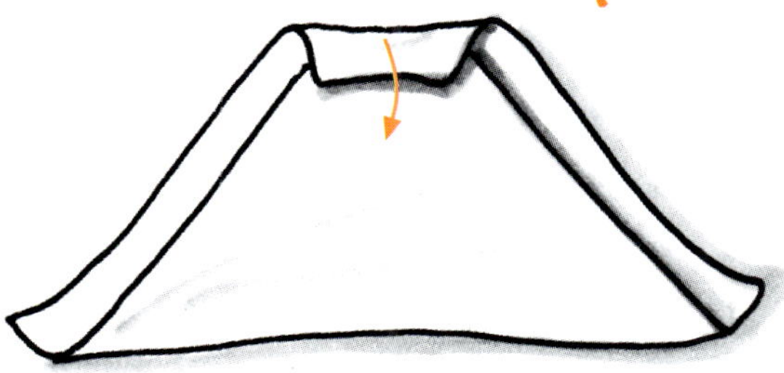

5

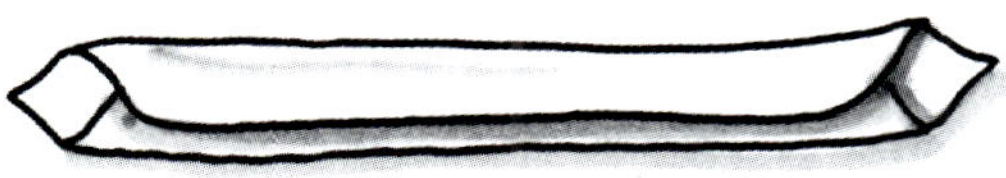

Schon bei den ersten Handgriffen bestimmen Sie, wie Ihr Tuch später wirkt. Drei Möglichkeiten, das Tuch zur Krawatte zu legen, habe ich Ihnen aufgezeigt. Schauen Sie Ihr Tuch genauer an, welchen Farbabschnitt möchten Sie sichtbar machen, zur Geltung bringen. Je nach der Farbgestaltung des Tuches erzielen Sie immer wieder eine andere Wirkung durch einfallsreiches Zusammenlegen. Spielen Sie mit ihrem Tuch!

Das Nickituch 55x55 cm

So legen Sie das Tuch zum Band

MÖGLICHKEIT 1

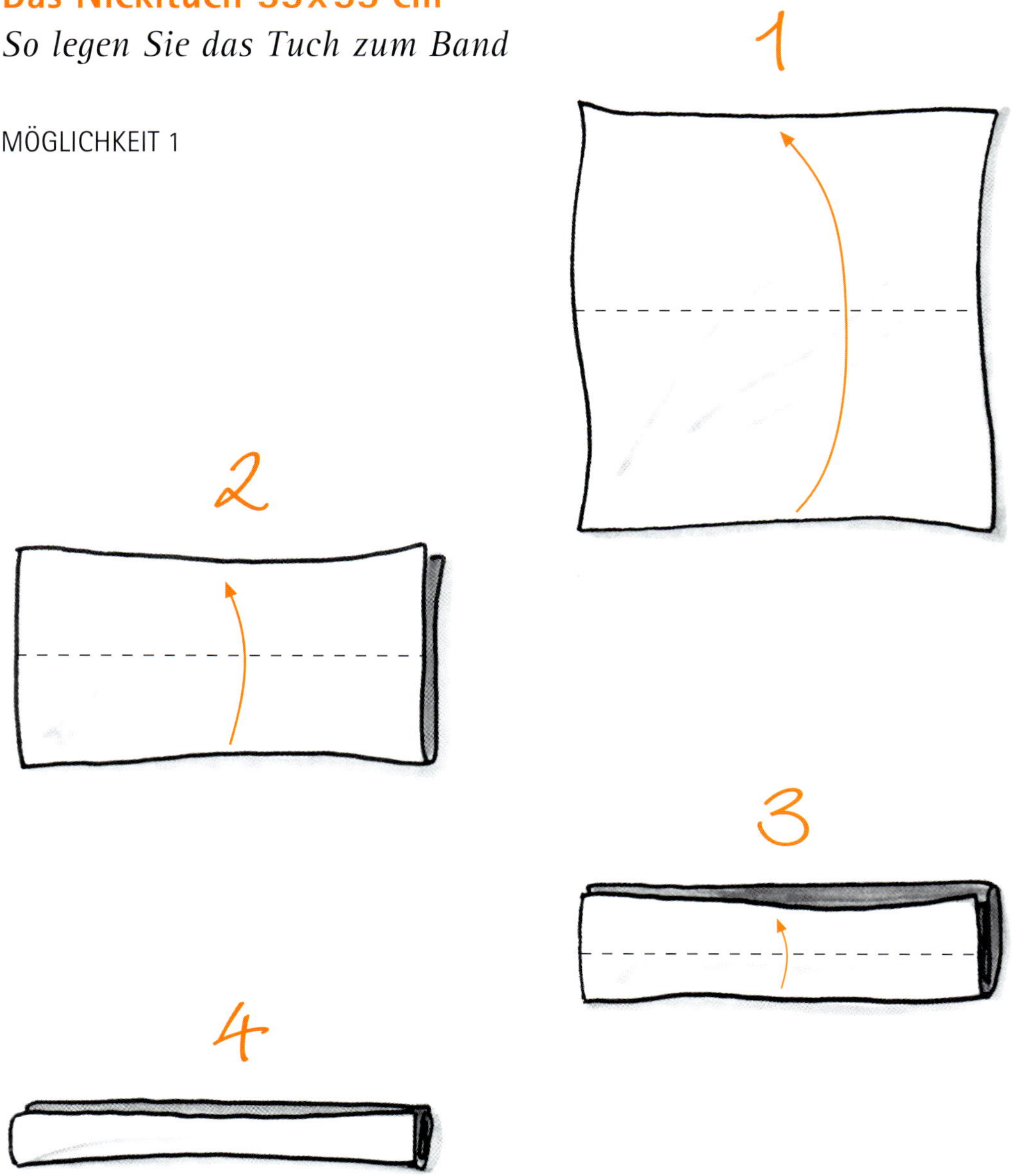

Das Nickituch 55 x 55 cm

MÖGLICHKEIT 2

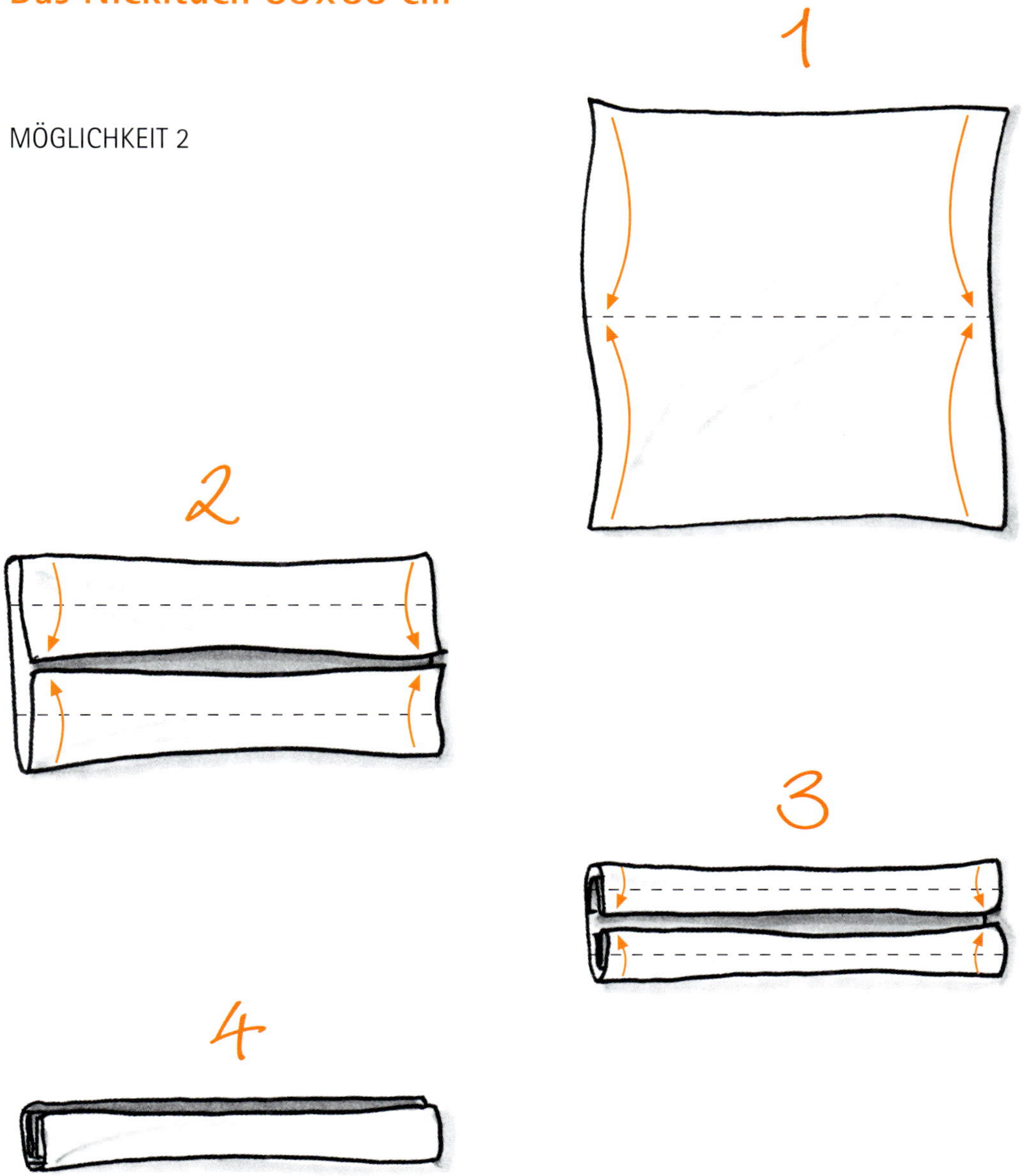

Grundlegendes

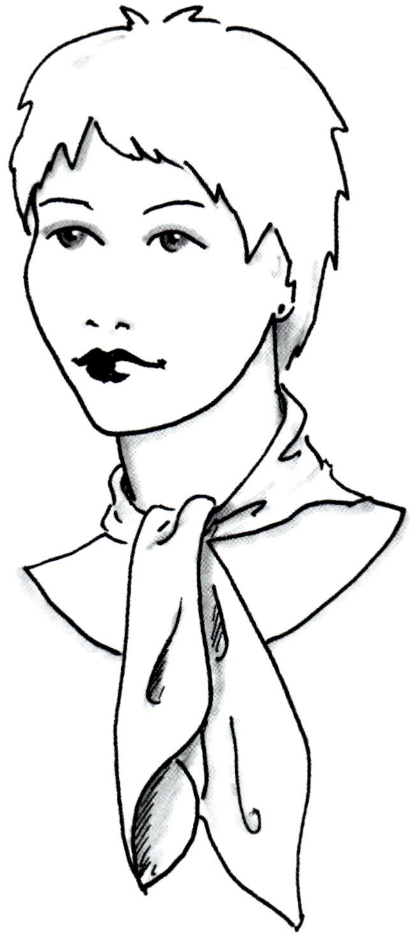

Der halbe Überschlag

Der einfachste und naheliegenste Weg

- Legen Sie Ihr Tuch zum Dreieck.
- Legen Sie sich das Dreieck von hinten über den Hals.
- Schlagen Sie das eine Ende über das andere.
- Zupfen Sie das obere Ende dekorativ zurecht.
- Stecken Sie es in die Bluse oder den Rundhalspulli.

1

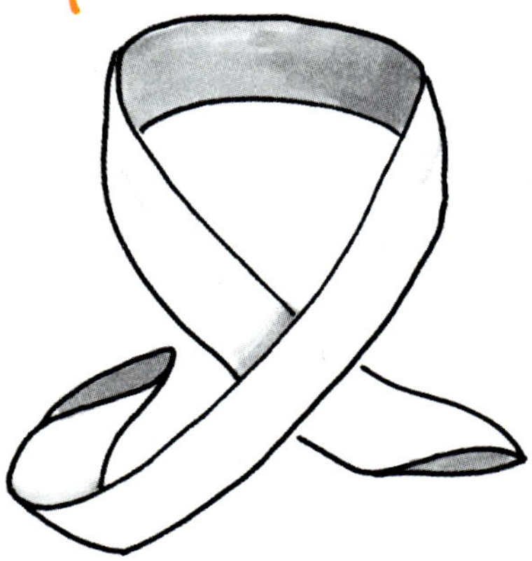

Hier der halbe Überschlag für Rechtshänder:

2

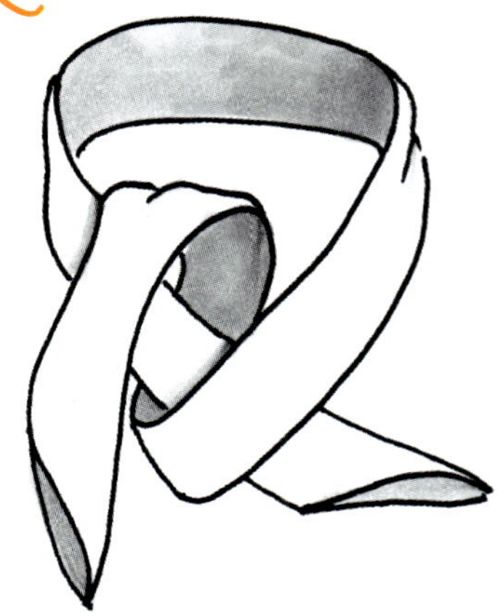

Hier der halbe Überschlag für Linkshänder:

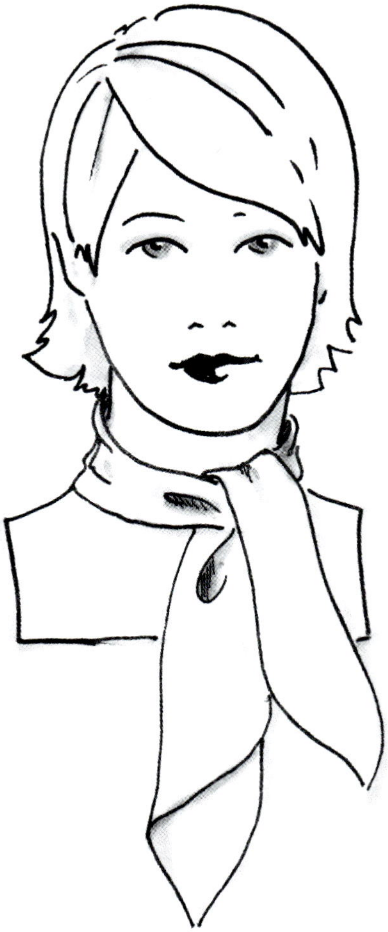

1

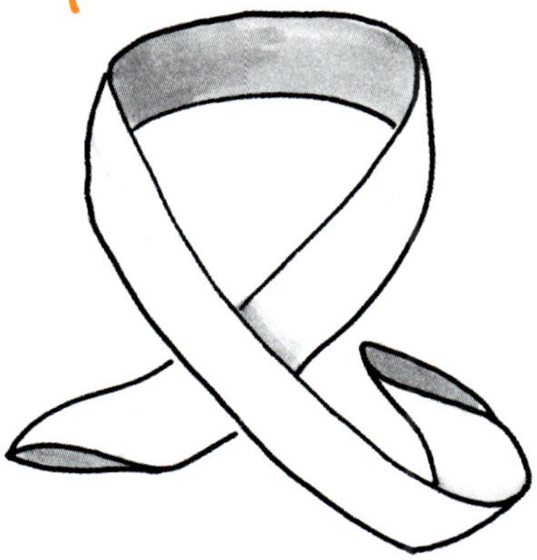

2

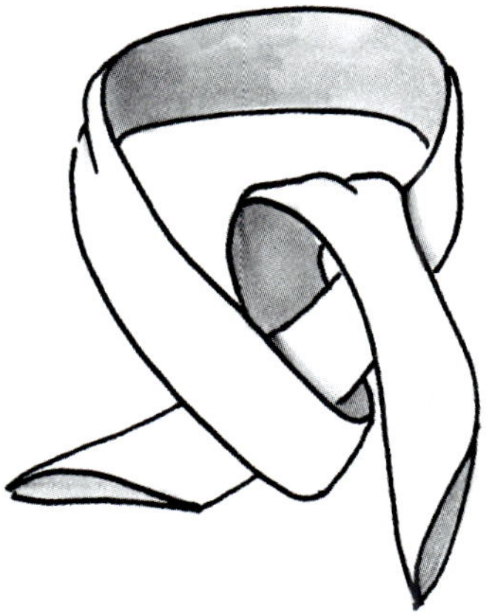

3

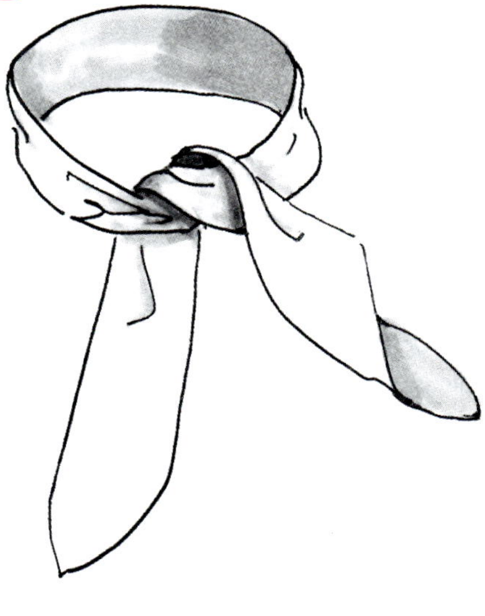

TIPP!

So gebunden können Sie Ihr Tuch bereits in den Rundhalsausschnitt stecken.

Der Grundknoten
Das A und O beim Tücherbinden

Früher legte ich meine Tücher einfach zum Dreieck von hinten um den Hals. Vorne verknotete ich die Zipfel zweimal "irgendwie" miteinander. Das Tuch verrutschte und sah trotzdem noch gut aus. Sie lachen: "das ist nichts Neues für Sie". Nun, ich möchte Ihnen das Geheimnis verraten, wie man es schafft, einen immer gleich gut aussehenden, symmetrischen Knoten, den **Grundknoten** zu binden. Überlassen Sie es wirklich nicht dem Zufall, wie ihr fertiger Knoten aussieht. Mein Knoten hat ein sauberes glattes Mittelstück und die Enden zeigen nach rechts und links horizontal weg. Es ist nämlich nicht egal, wie ich diesen Knoten binde. Zunächst nehme ich beide Enden und schlage eines über das andere mit dem **halben Überschlag.** Ein Ende hängt locker über dem anderen. Nun nehme ich das obere Ende, führe es um das untere herum, durch die entstehend Schlaufe durch und ziehe die Enden horizontal zu.

Wenn Sie den Grundknoten einmal beherrschen, kann wirklich nicht mehr viel passieren. Allein das Wissen um ein paar kleine Kniffe führt zu neuen Tuchideen und sicherem und gekonnten Umgang mit Ihrem Nickituch.

Stellen Sie sich vor: Das untere Ende ist ein Baumstamm. Das obere Ende ein Hund an der Leine. Der Hund läuft einmal um den Baumstamm herum, verwickelt sich in der Leine und zieht die Leine zu.

Zwei Fehler können passieren:

1. Ziehe ich zu heftig am oberen Ende, stülpt sich das untere Ende hervor und bildet einen kleinen Knubbel. So erziele ich nie den symmetrischen Knoten. Also ziehe ich das hintere Ende kräftig zurück und schon hängt das obere Ende wieder locker oben drüber.

Im Leben entwickelt jeder Mensch Gewohnheiten. Viele Frauen schlagen das rechte Ende über das linke und alles ist o.k.. Andere Frauen nehmen das linke Ende zuerst, schlagen es auch noch von unten herauf und sofort ergibt sich dieser unschöne kleine Knubbel. Dagegen gibt es eine gute Übung. Probieren Sie, sich heute Abend die Zähne einmal mit der anderen Hand zu putzen. Das ist ein eigenartiges Gefühl. Das klappt gar nicht so gut. Plötzlich merkt man, was mache ich hier eigentlich? Ach so, ich probiere meine Zähne zu putzen. So ist das auch mit dem Tücherbinden. Vertauschen Sie die Hände, nehmen Sie die ungewohnte Hand zuerst, schlagen Sie das Tuch von hinten nach vorne, statt umgekehrt und schon ist das Ergebnis anders.

Der Grundknoten

Das A und O beim Tücherbinden

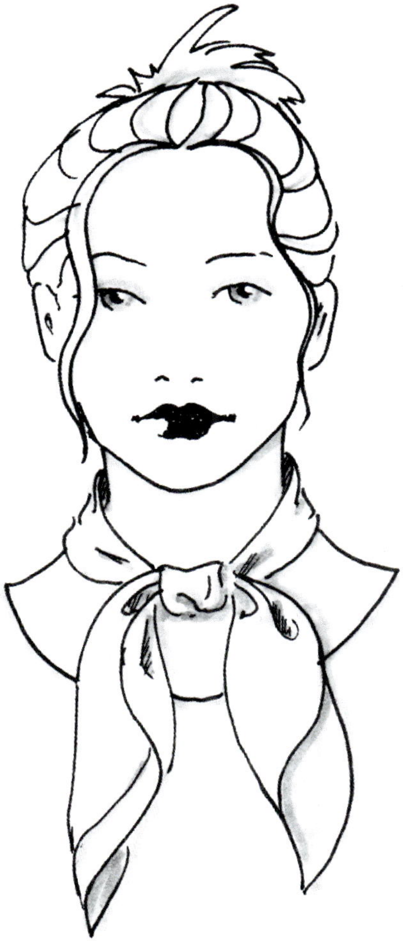

Die Enden immer horizontal zuziehen und in der anfänglichen Bewegungsrichtung weiterführen, nicht die Hände verdrehen und damit auch den Knoten.

1

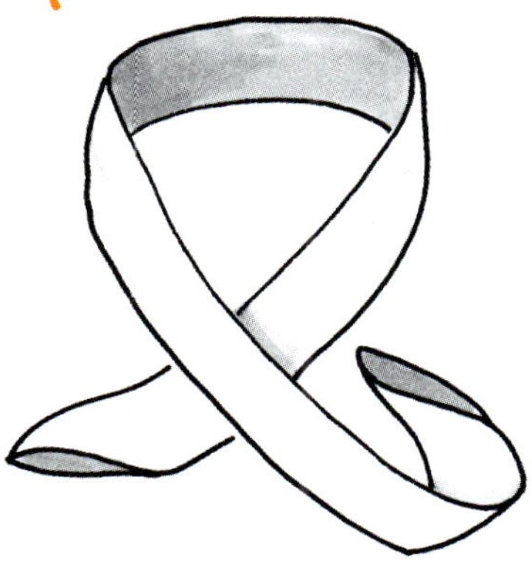

2

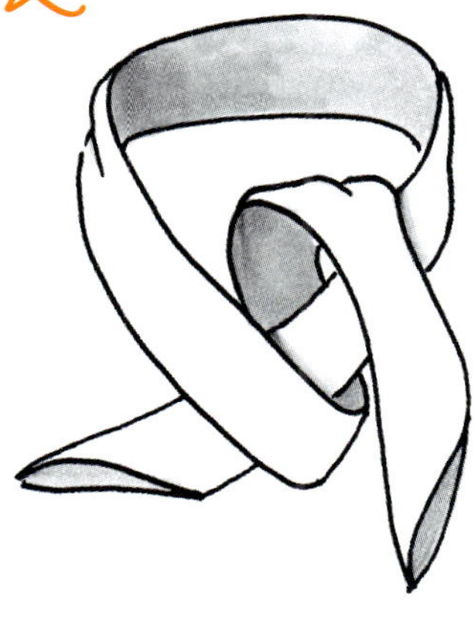

3

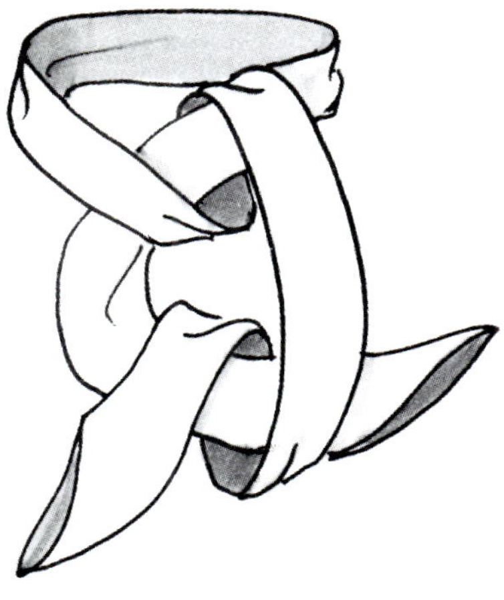

Der Grundknoten

Das A und O beim Tücherbinden

Der Grundknoten

1. Der erste Kniff ist, das obere längere Ende nicht zu straff zu ziehen, aber das untere kürzere Ende straff zu halten. Zieht man das längere Ende zu straff, verwindet sich automatisch der Knoten, denn das kürzere Ende stülpt sich nach vorne.

2. Der zweite Kniff ist, den Knoten horizontal zuzuziehen, das linke Ende mit der linken Hand, das rechte mit der rechten Hand. Wenn Sie die Hände beim Zuziehen überkreuzen, verwindet sich der Knoten.

1

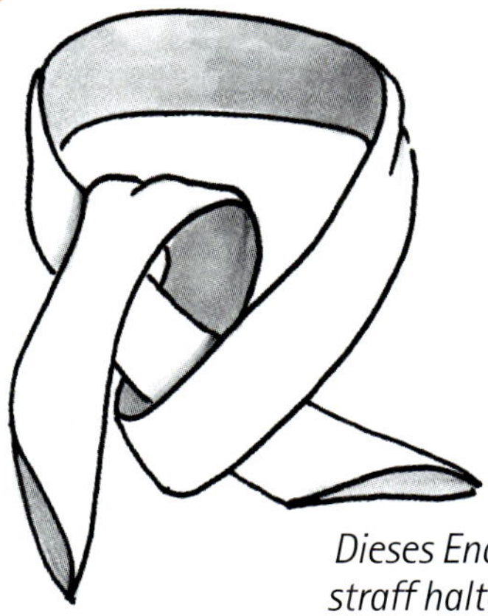

2

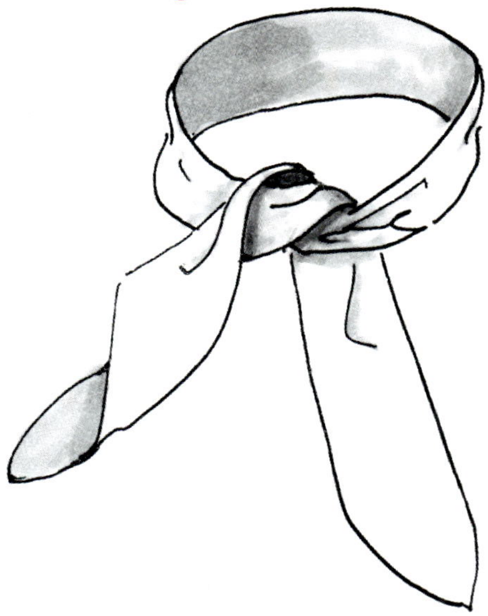

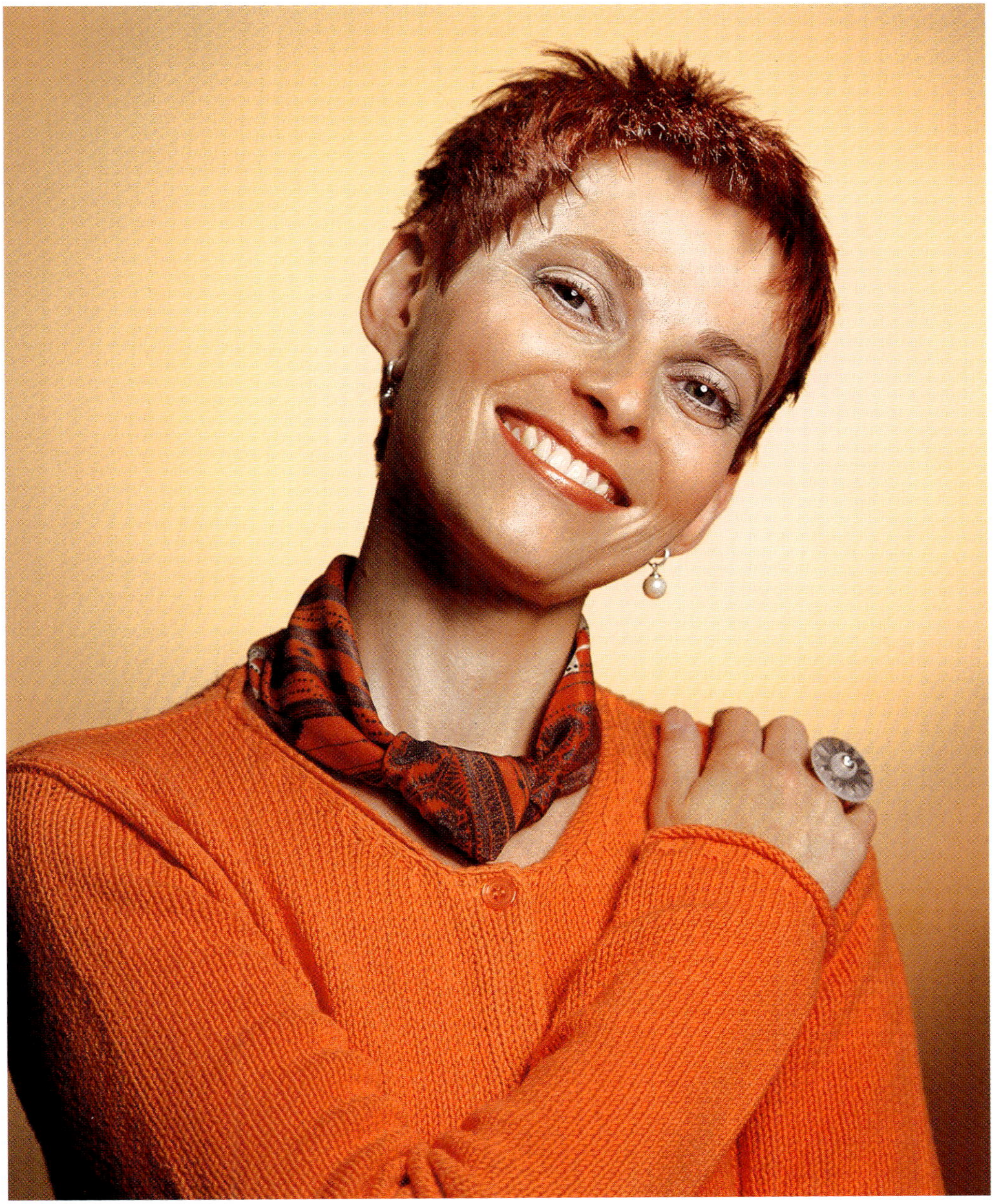

TIPP!

Die Tuchidee heißt GEDÄCHTNIS-STÜTZE und Sie finden sie auf Seite 27.

Ideen rund um den Hals

Zaubertuch
verblüffend

Jedes mal, wenn ich diese Idee zeige, komme ich mir wie ein Zauberer vor.

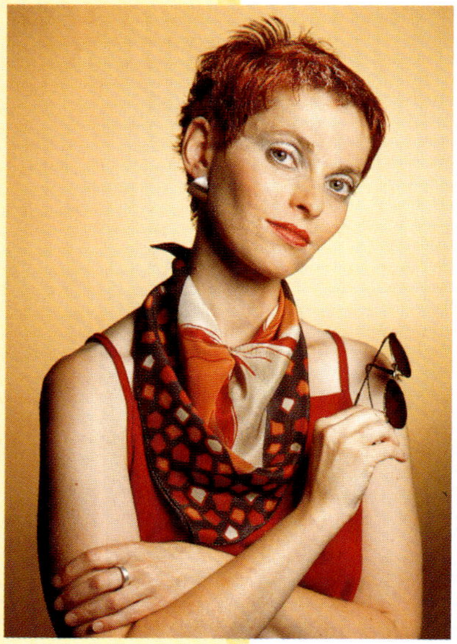

Wir benötigen ein quadratisches Tuch. Wenn es gebügelt ist, zeigen uns die Falten leicht das Zentrum an. Ansonsten suchen wir uns genau die Mitte. Wir pieken mit dem Zeigefinger in die Mitte des Tuches. Es ergibt sich eine Tuchspitze. Wenn Ihr Tuch eine ausgeprägte rechte Seite hat, sollte diese Seite jetzt innen liegen. Wir ergreifen diese Tuchspitze von oben und umwickeln Sie mit einem Haargummi oder Haushaltsgummi. Umsonst gebügelt!

Die umwickelte Stelle bleibt mein Geheimnis. Ich lasse diese nun nach innen fallen, verstecke sie und ziehe mein Tuch an zwei gegenüberliegenden Ecken auseinander. Es ergibt sich ein Dreieck. Dieses lege ich mir von vorne um.

Die Zipfel verknote ich im Nacken.
Die heimlich umwickelte Stelle ergibt einen attraktiven Faltenwurf.
Diese Idee kann ich über dem Pulli tragen, in den Ausschnitt des Blazers oder Mantels stecken, oder auch im Rundhalspulli. Jedes mal wird die Wirkung anders sein. Probieren Sie die Idee mit einem anderen Tuch aus anderem Material. Immer sieht es etwas anders aus. Ascot heißt diese Idee, genannt nach einem Pferdesportort in England. Einmal im Jahr werden dort Pferderennen ausgetragen. Die Ladys auf ihren Pferden tragen ihre Tücher so. Stellen Sie sich vor, wie Ihr Tuch beim Reiten auf und davon flattert, wenn Sie es nur einmal halb übergeschlagen haben.
Wenn sie obige Ideen mit unterschiedlichen Tüchern probiert haben oder mit einer Freundin zusammen, werden Sie feststellen, das die gleichen Ideen immer wieder anders wirken können, abhängig vom Material des Tuches und der Größe. Ich finde das faszinierend!

1

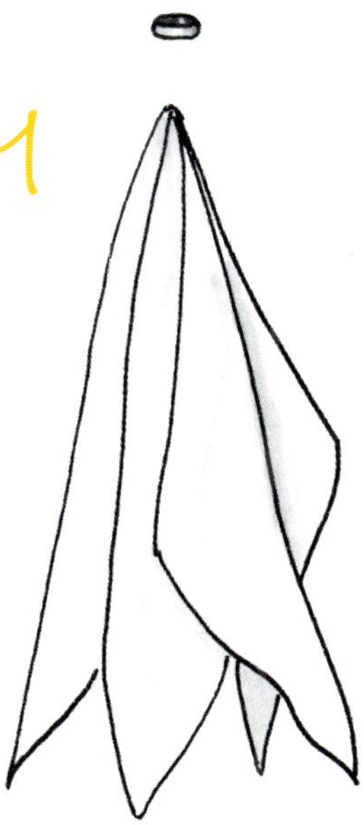

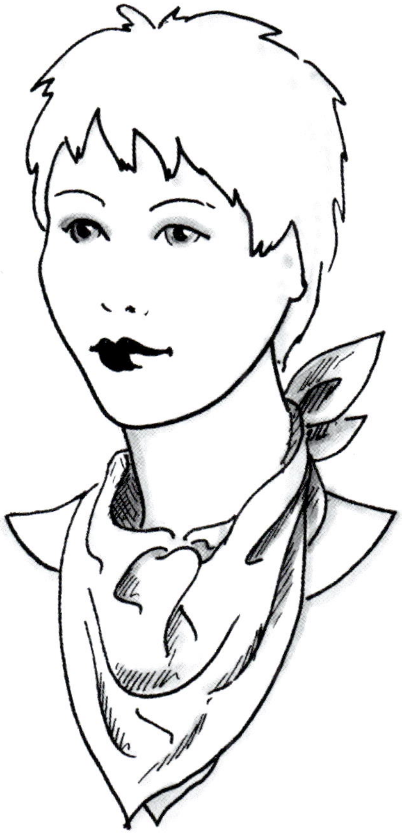

2

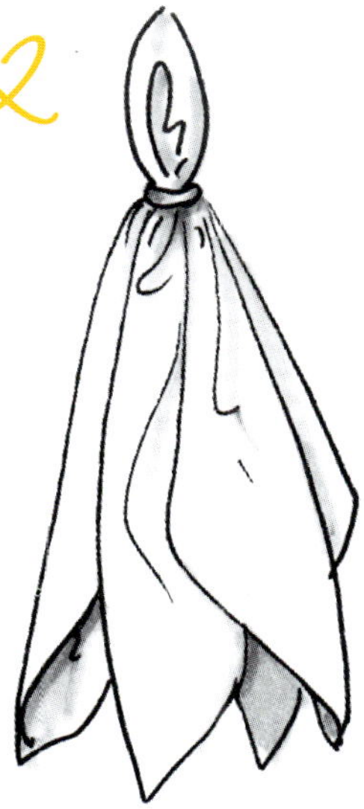

3

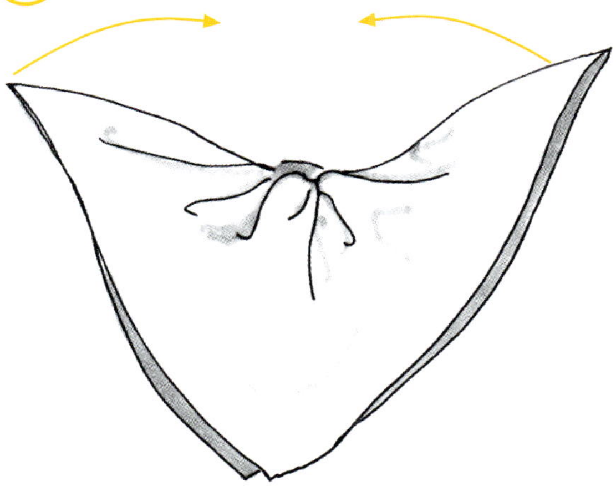

Ziehharmonika

raffiniert

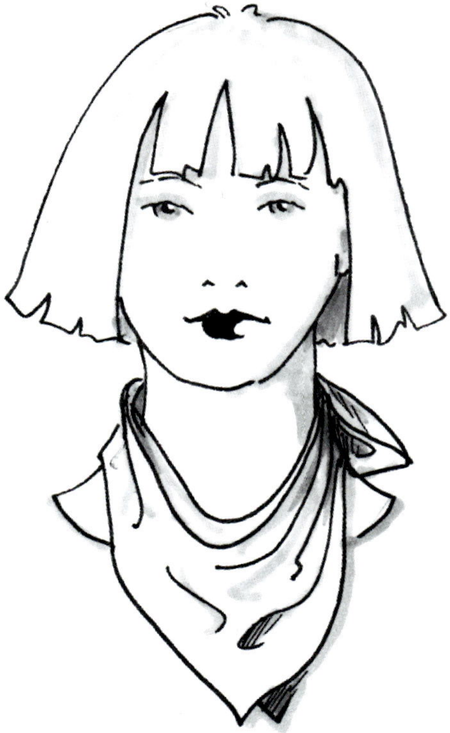

Das Tuch nur zum Dreieck gefaltet und von vorne umgelegt führt oft dazu, dass es vorne wie ein "Krümelfänger" weit absteht. Dies lässt sich leicht ändern. Ich lege mein Tuch zum Dreieck und mit wenigen Handgriffen falte ich es von der Stosskante ausgehend einige Male vor und zurück wie einen Fächer beim Serviettenfalten oder wie eine Ziehharmonika.
Das vorgefaltete Tuch lege ich mir nun von vorne um den Hals und verknote es hinten im Nacken mit dem Grundknoten. Die Falten werden im Grundknoten mit eingebunden und behalten so ihre Form. Nun bleibt das Tuch gefällig dicht am Hals im vorgegeben Faltenwurf und steht nicht mehr ab.

2

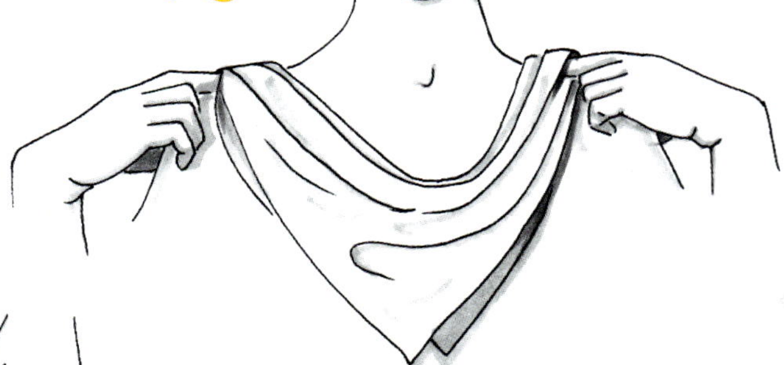

1

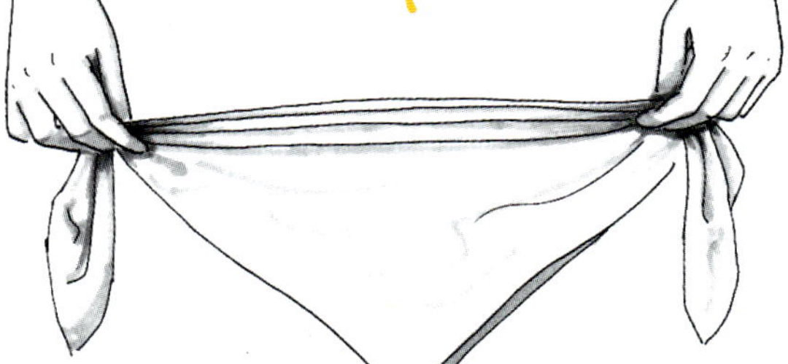

Einfaches Band

sportlich

- Falten Sie das Tuch zum Dreieck und von der Spitze ausgehend zu einem schmalen, ca. 4-5 cm breiten Band.

- Dieses legen Sie sich von vorne um und verknoten die Enden im Nacken oder an der Seite mit dem Grundknoten.

1

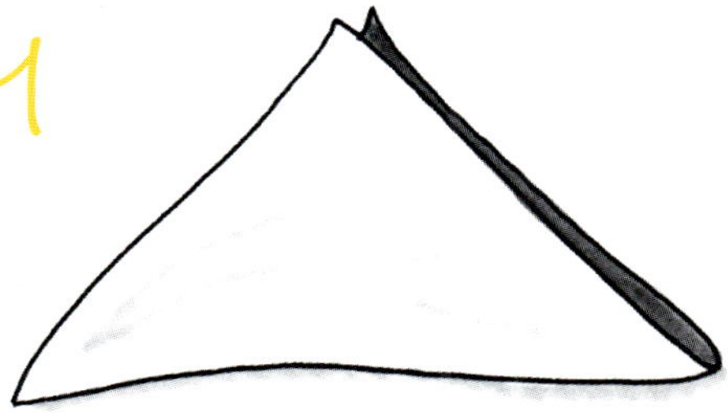

2

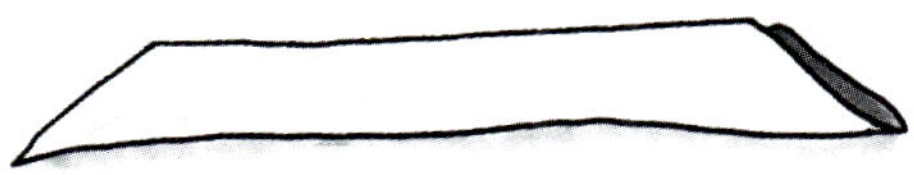

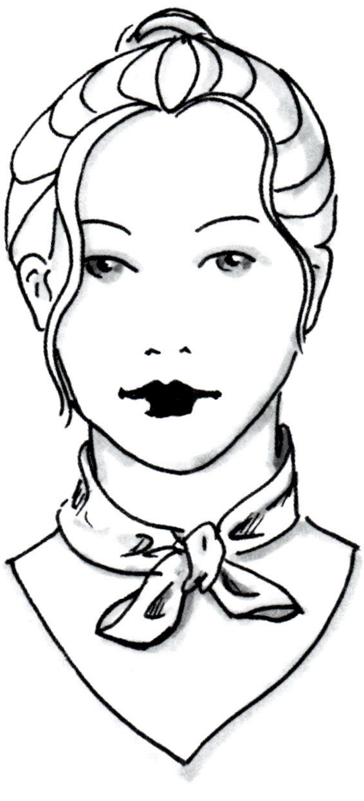

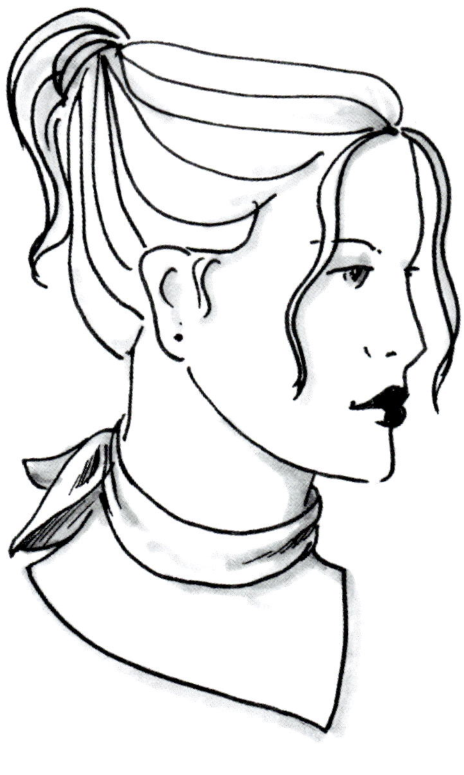

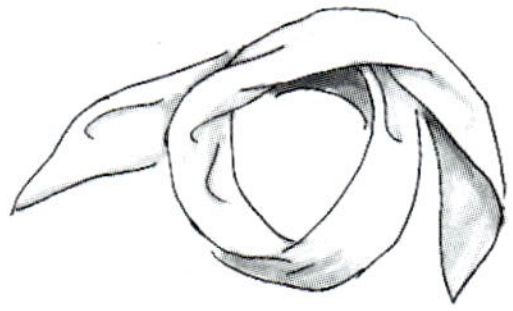

Rundherum

wärmend

- Legen Sie Ihr Tuch zum Dreieck.
- Falten Sie es anschließend zur Krawatte.
- Legen Sie sich das Tuch um den Hals, überkreuzen Sie die Enden im Nacken und führen sie diese wieder nach vorne.
- Verknoten Sie die Enden mit einem winzigen Grundknoten vorne über dem Band.

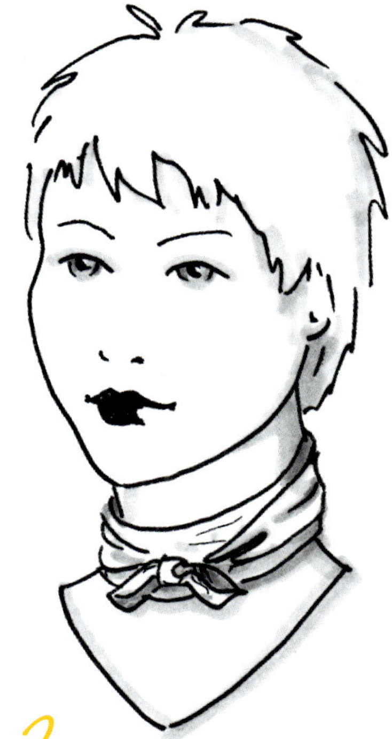

1

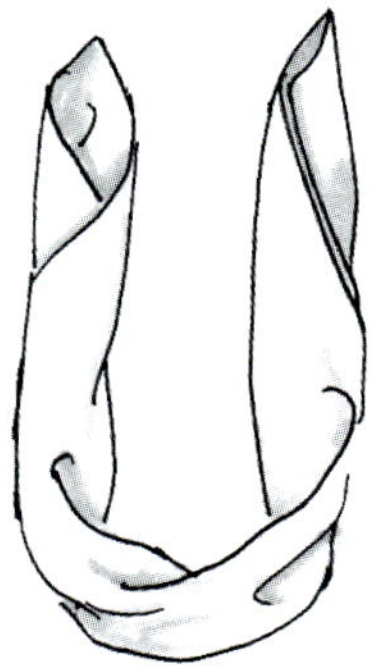

2

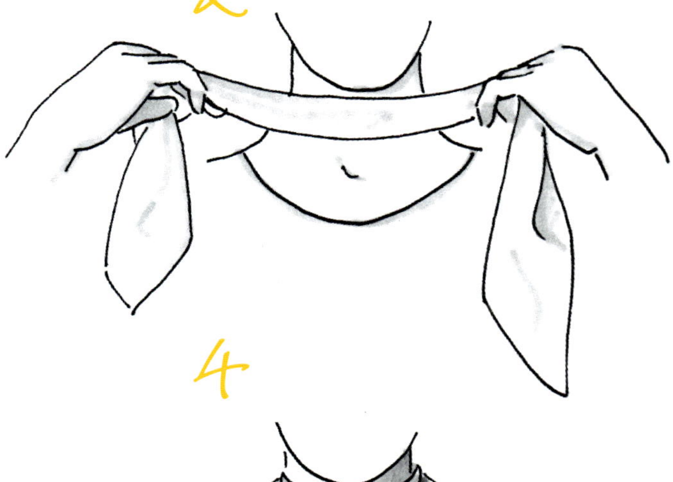

3

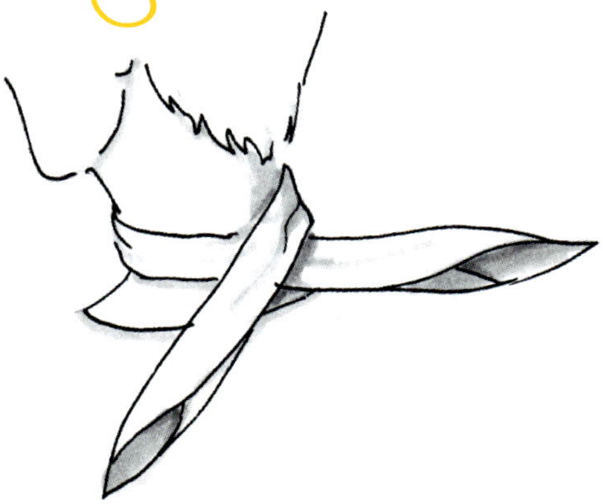

4

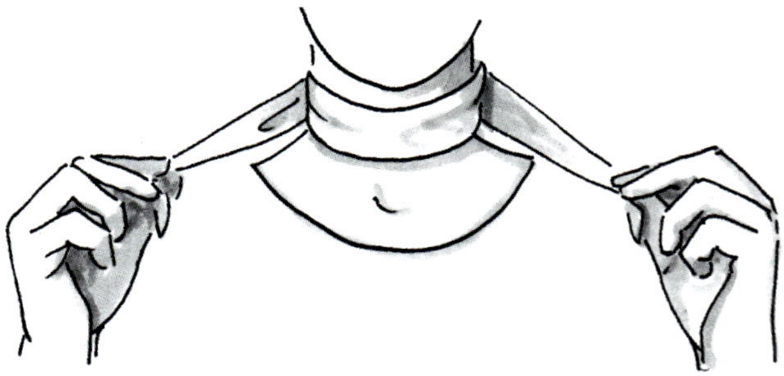

Gedächtnisstütze

pfiffig

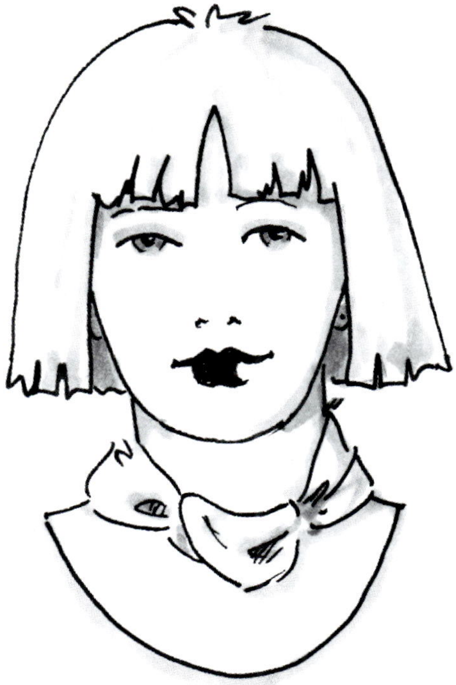

- Falten Sie das Tuch zur Krawatte. Es ergibt sich ein schmales ca. 4-5 cm breites Band.
- Machen Sie in die Mitte des Bandes einen einfachen Knoten und drücken und zupfen Sie ihn in Form.
- Legen Sie sich das Tuch von vorne um den Hals und verknoten Sie die Enden im Nacken.

1

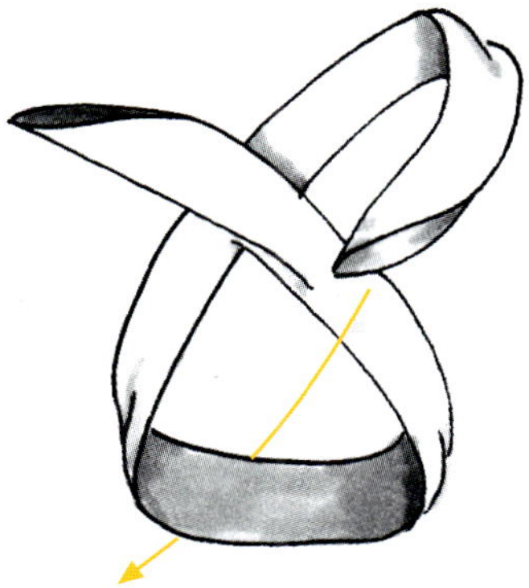

2

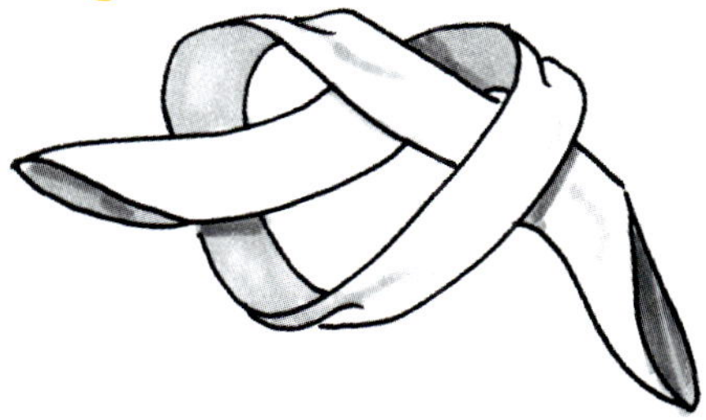

3

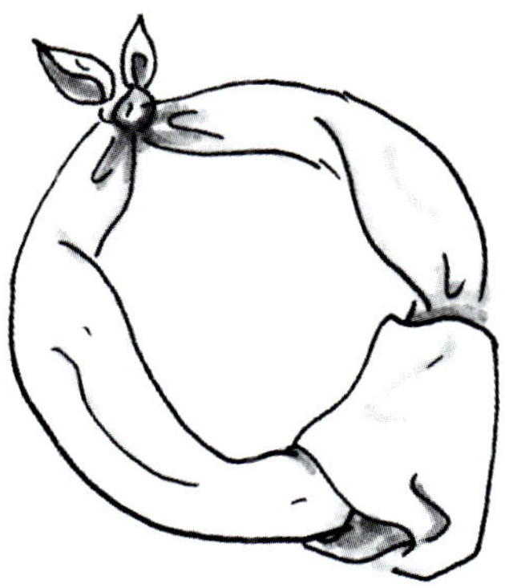

Variation: Fädeln Sie durch den Knoten eine modische Kette, die locker auf dem Tuch aufliegt. Diese Idee wirkt auch sehr attraktiv unter dem Blusenkragen.

TIPP!

Stecken Sie vorne auf den Knoten einen Clip oder eine Brosche. Hier kommt Großmutters Gemme zu neuem Glanz.

Cowgirl
frech

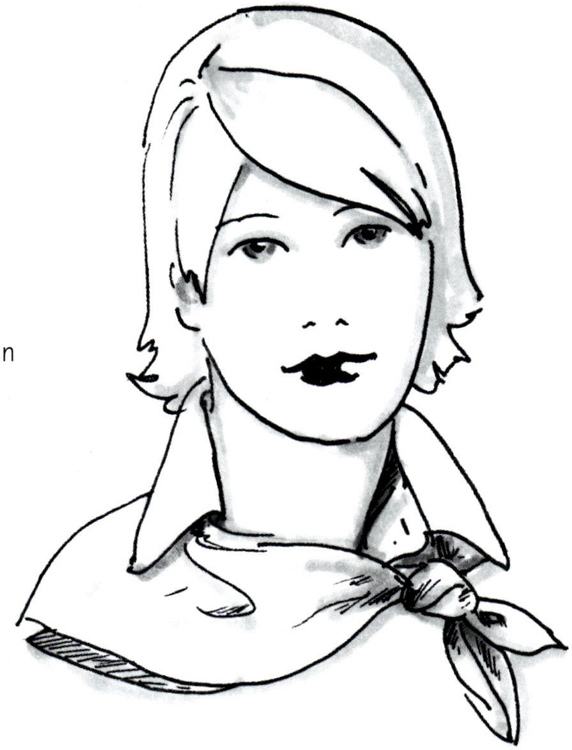

- Legen Sie Ihr Tuch zum Dreieck.
- Binden Sie einen einfachen Knoten in einen der Zipfel.
- Schieben Sie den zweiten Zipfel von oben durch den Knoten.

TIPP!
Tragen Sie das Tuch schräg unter dem Blusenkragen.

1

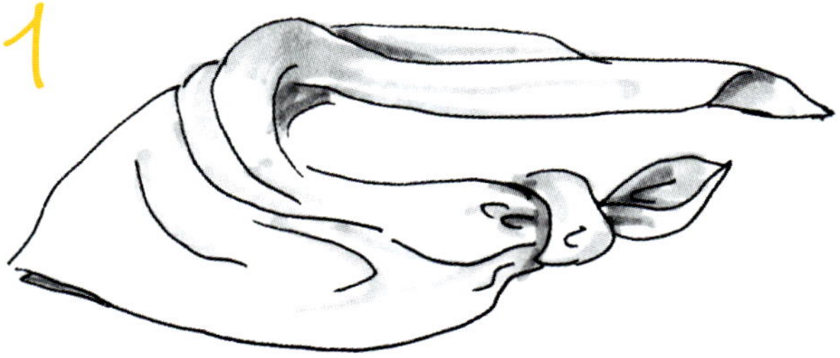

2

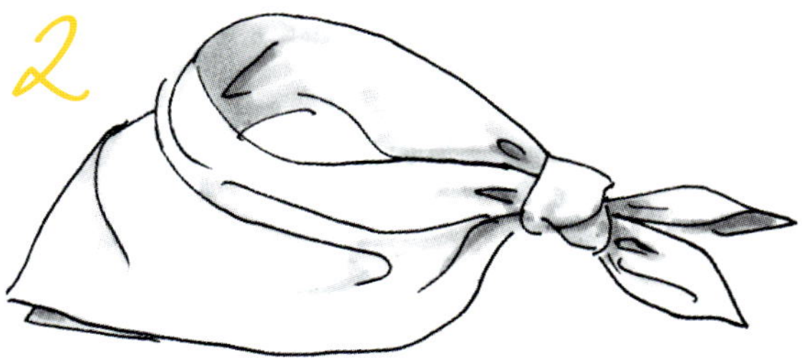

Schlingenband

beschwingt

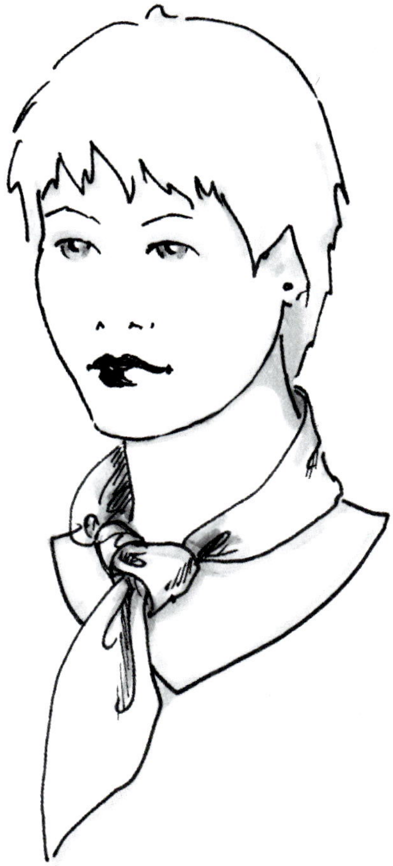

- Legen Sie das Tuch zur Krawatte.
- Nehmen Sie ein Ende auf ca. 14 cm doppelt. Binden sie in das doppelte Tuchende einen Knoten. Es bildet sich eine Schlinge.
- Machen Sie in einen Endzipfel einen lockeren Knoten.
- Schieben Sie das andere Ende durch den Knoten hindurch.
- Ziehen Sie den Knoten fester zu.

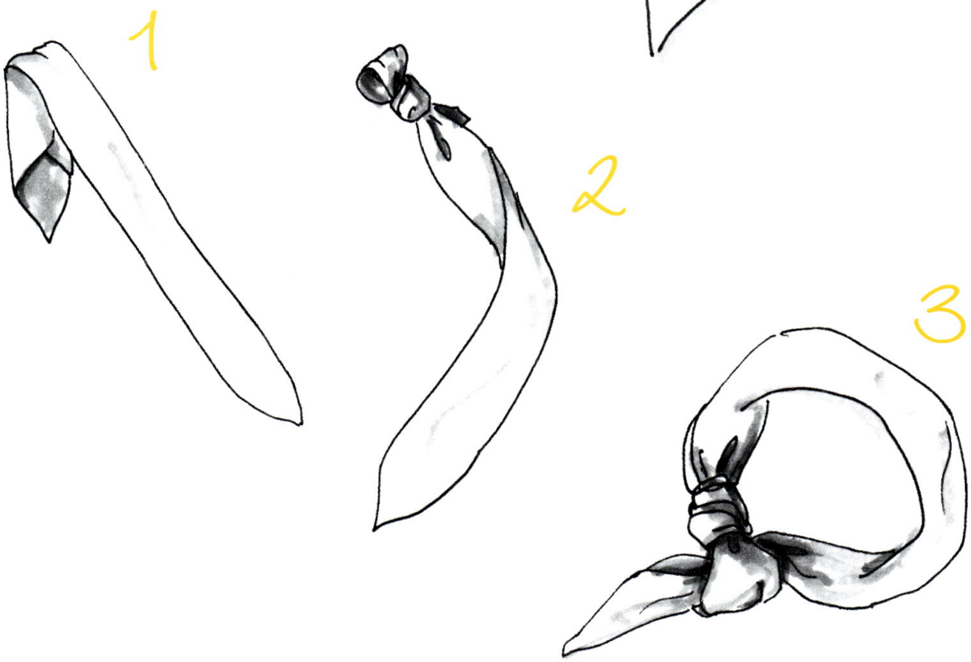

TIPP!

Knotenband: *Bei dieser Methode wird weniger Stoff verknotet als beim Grundknoten. Fazit: das Tuch bleibt länger.*

Knotenband

tuchverlängernd

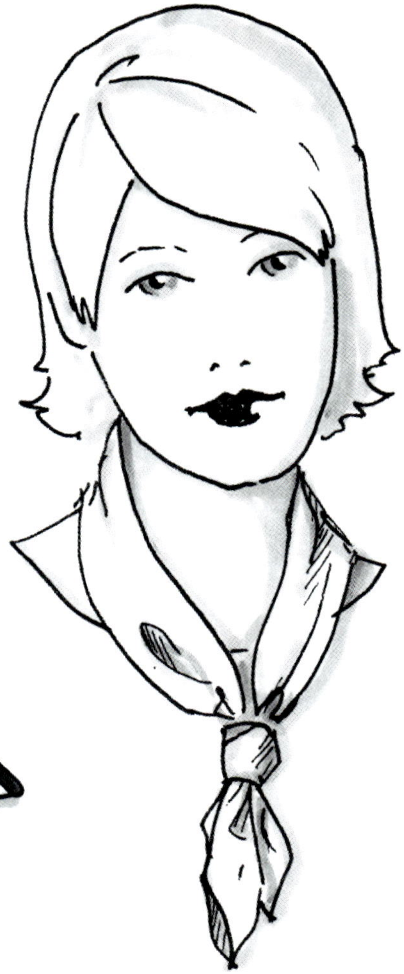

- Legen Sie das Tuch zur Krawatte.
- Machen Sie in einen Endzipfel einen lockeren Knoten.
- Schieben Sie das andere Ende durch den Knoten hindurch.
- Ziehen Sie den Knoten fest zu.

1

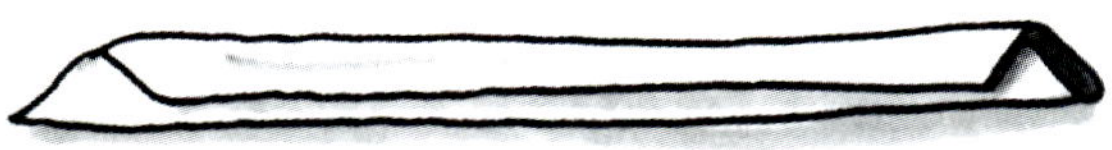

2

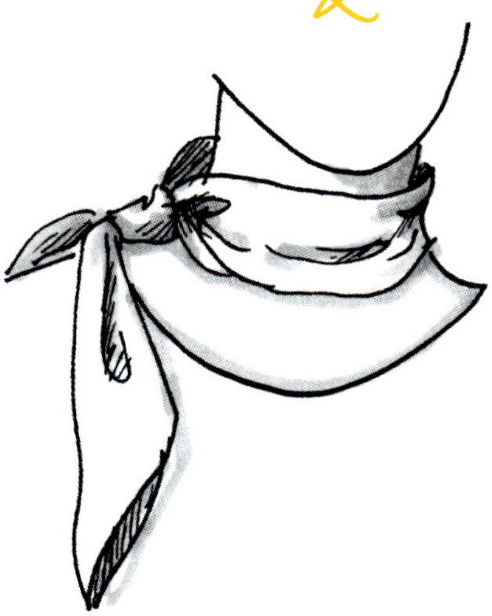

Zipfelkordel
flott

- Falten Sie ein Tuch zum Dreieck.
- Fassen Sie die beiden seitlichen Zipfel und drehen Sie das Dreieck zur Kordel. Die Spitze bleibt frei hängen.
- Legen Sie sich die Zipfelkordel von vorne um den Hals und schieben Sie die Enden im Nacken durch eine Tuchspange.
- Verstecken Sie die Enden im Kragen.

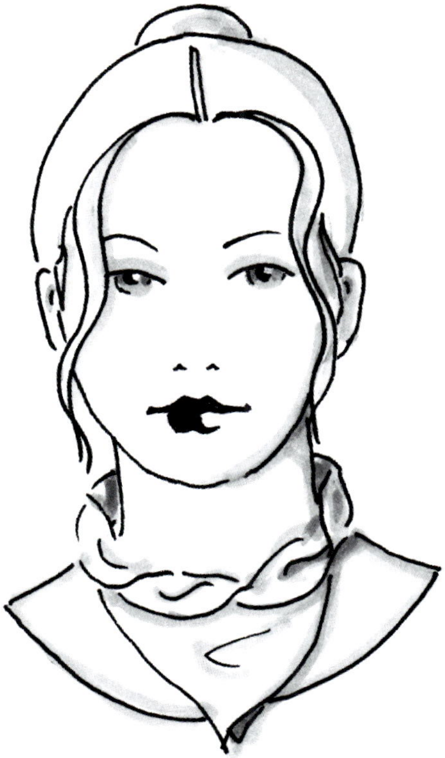

1

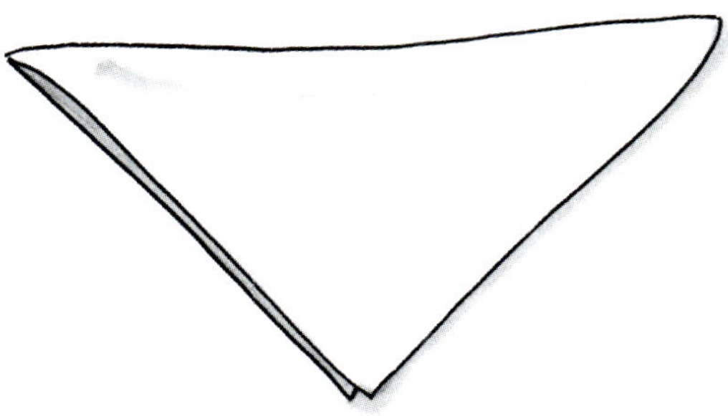

2

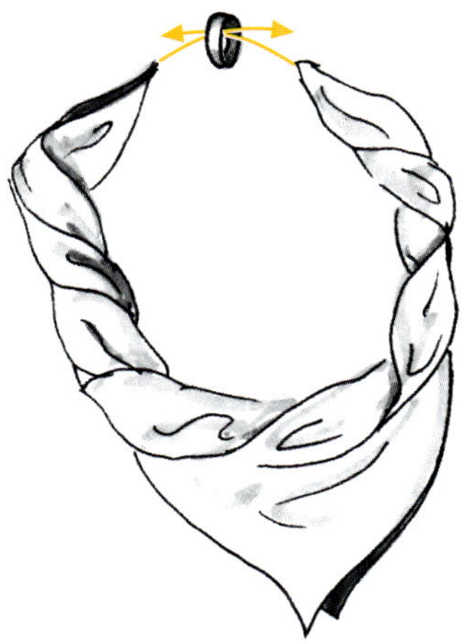

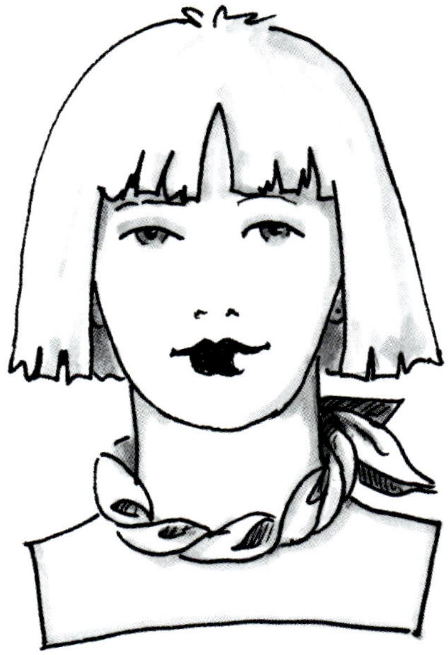

Kordel
einfach und effektvoll

- Legen Sie das Tuch zum Dreieck dann halbwegs zur Krawatte.
- Verdrehen Sie die Zipfel zur Kordel.
- Verknoten Sie die Enden im Nacken oder an der Seite.

1
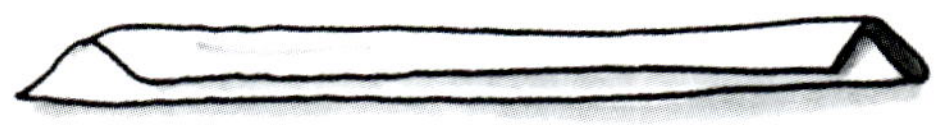

2
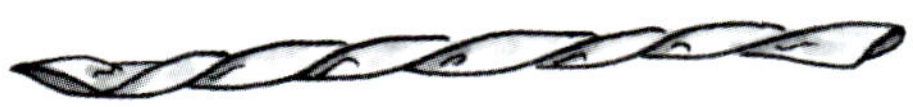

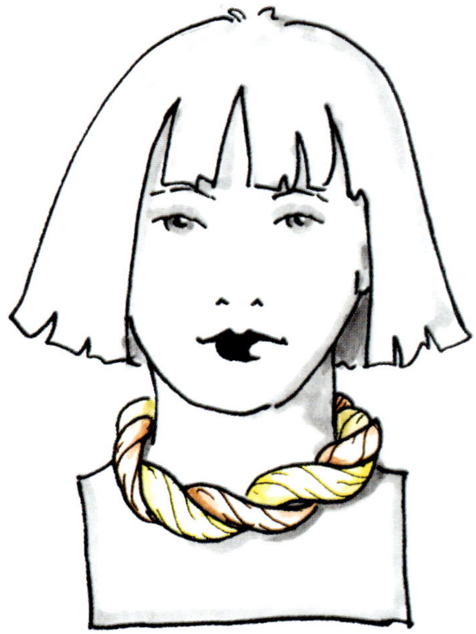

Zweifarbige Kordel
verschmitzt

- Legen Sie jedes Tuch zum Dreieck und rollen Sie diese einzeln zu einer Kordel.
- Drehen sie beide Kordeln umeinander und verknoten Sie die Enden im Nacken.

1
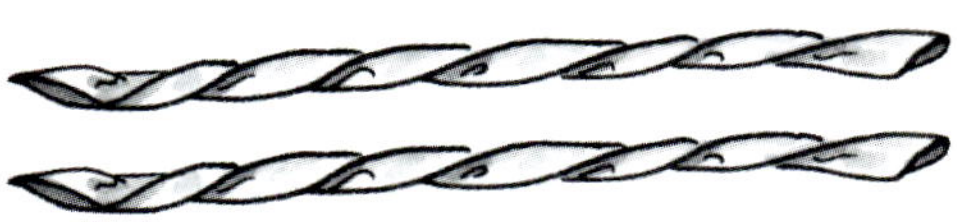

2
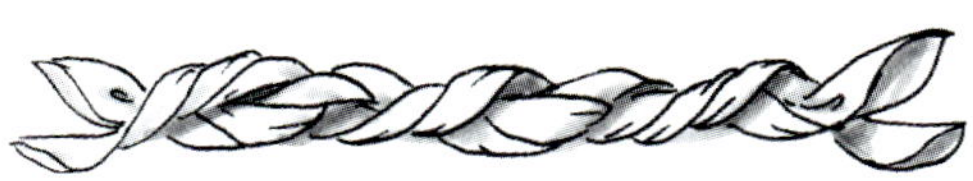

Perlenkordel
pfiffig

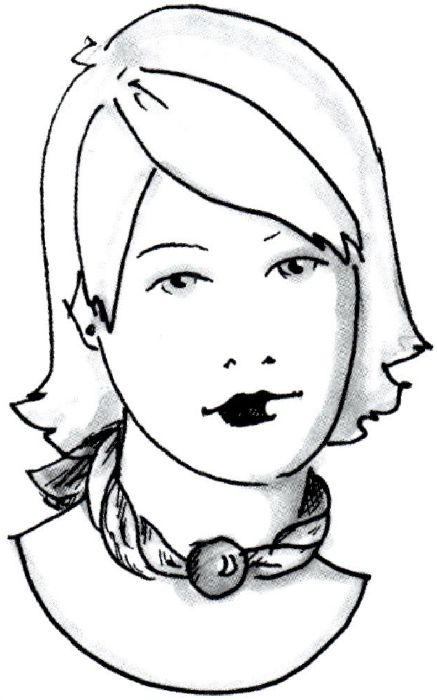

- Legen Sie das Tuch zur Krawatte und verdrehen Sie es zu einer Kordel.
- Fädeln Sie eine Perle über die Tuchzipfel und schieben sie diese zur Mitte des Tuches.
- Verknoten Sie die Enden im Nacken.

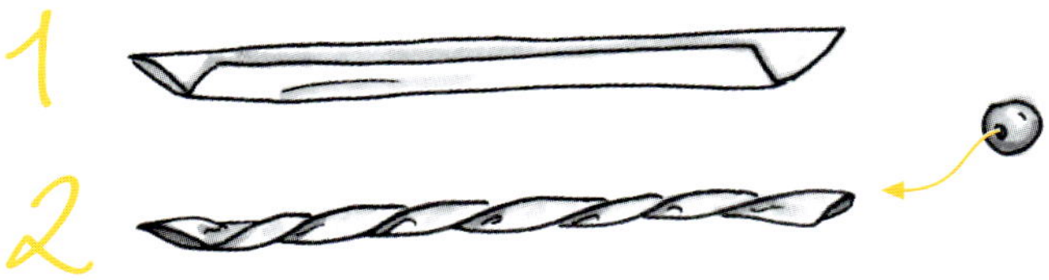

TIPP!

Selbstverständlich können Sie auch mehrere Schmuckstücke auf das Tuch fädeln! Das Tuch kann dicht am Hals oder lang herunterhängend getragen werden.

Perlenband
jugendlich

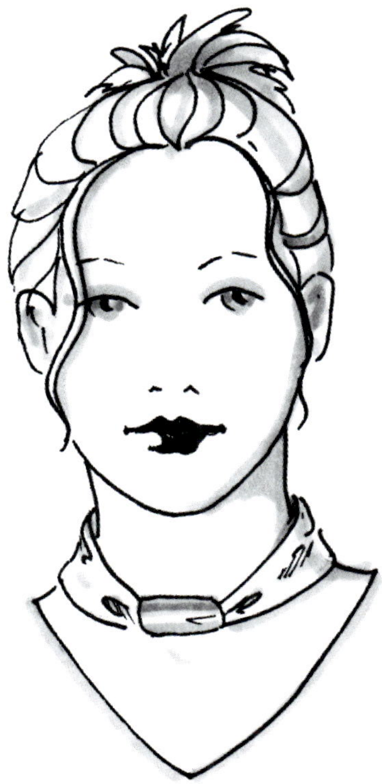

- Falten Sie das Tuch zu einer schmalen Krawatte.
- Fädeln Sie eine dicke Perle über die Tuchzipfel und schieben Sie diese bis zur Mitte der Krawatte.
- Legen Sie sich das Perlenband von vorne um den Hals.

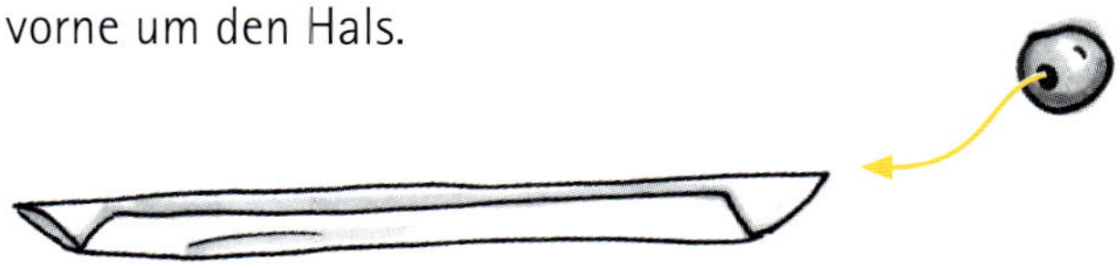

Fliege
elegant und frech

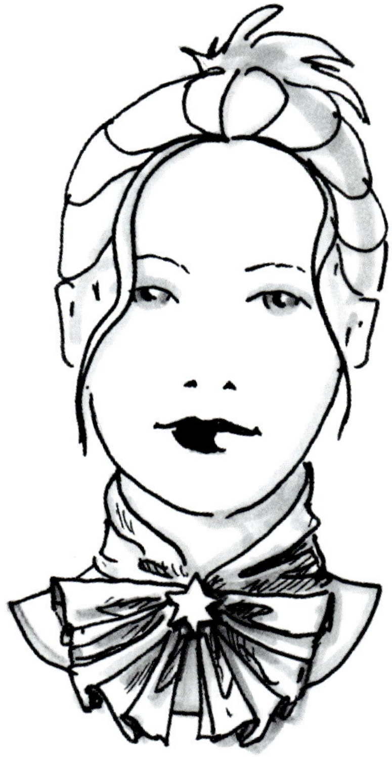

- Falten Sie das Tuch ganz auseinander. Von einer Seite beginnend, legen Sie es nun ziehharmonikaartig in ca. 4 cm breite Falten.
- Legen Sie sich das Ziehharmonikaband um den Hals und fädeln Sie die Enden durch eine Tuchspange.
- Ziehen sie die Enden nach rechts und links auseinander und klappen Sie die Tuchspange zu.

TIPP!

Bei dieser Idee kommt der Rand des Tuches besonders zur Geltung.

1

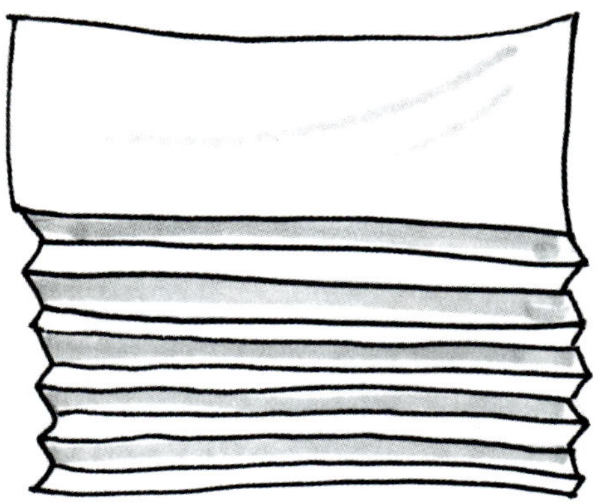

2

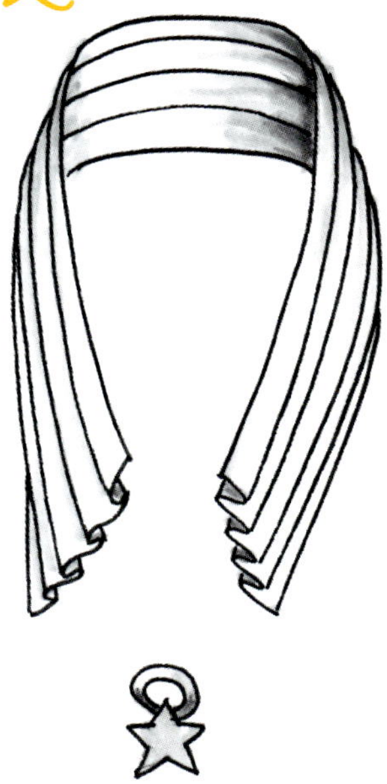

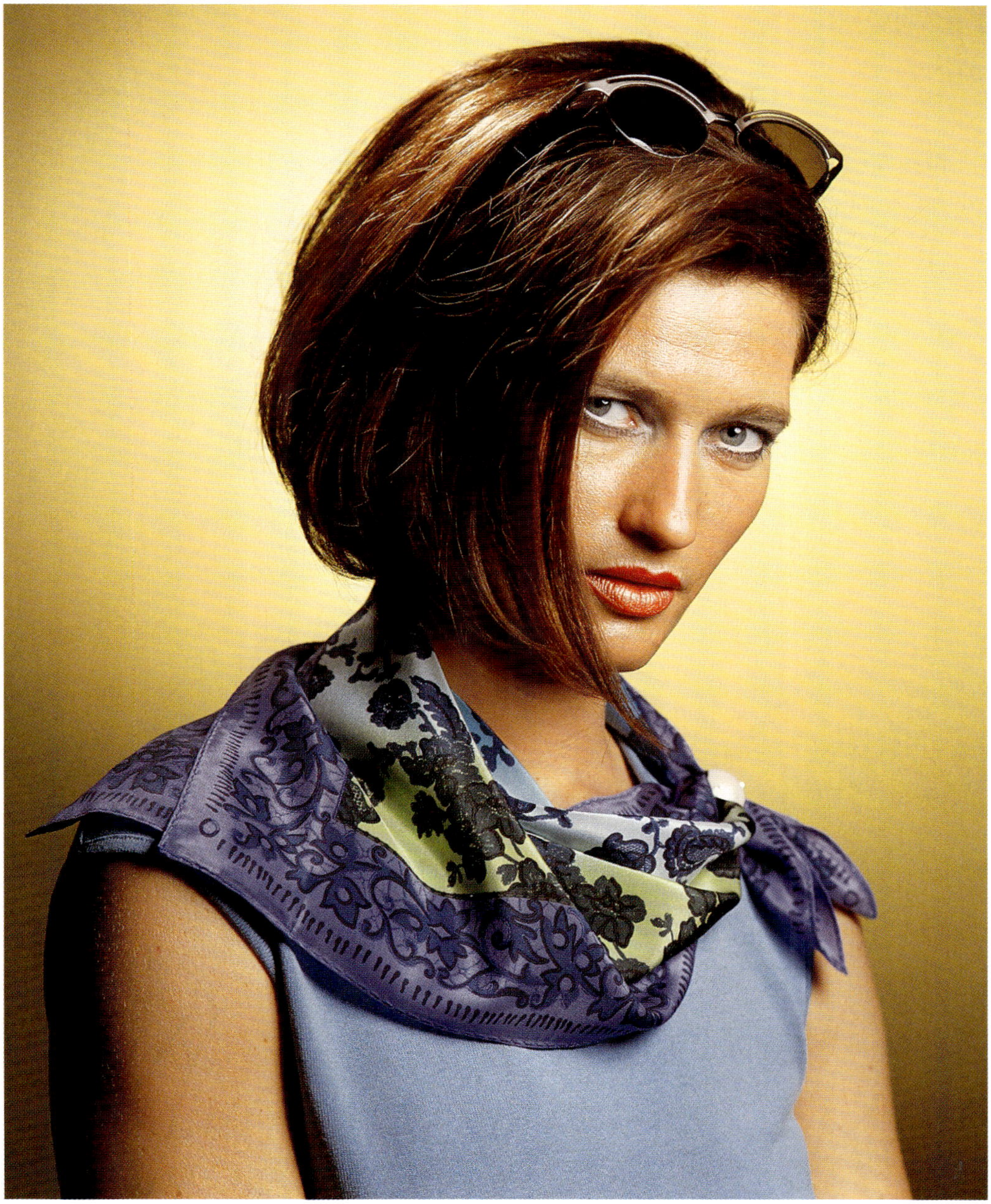

TIPP!

Das Tuch ist gebunden wie beim COWGIRL auf Seite 28.

Einsteckkragen
praktisch

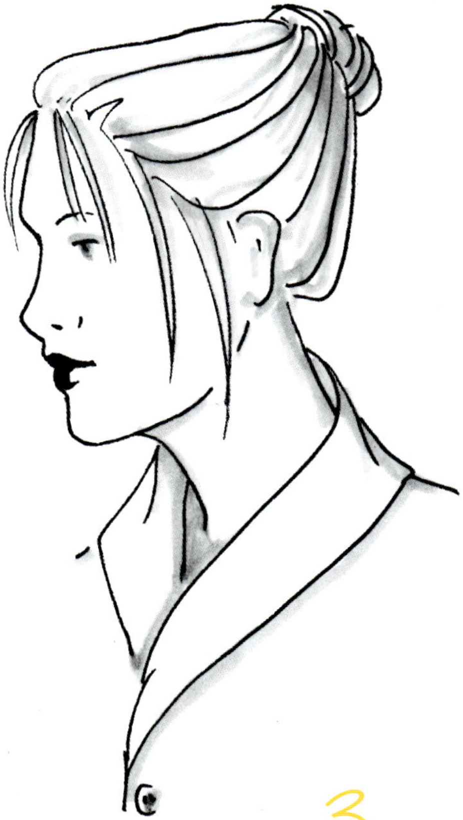

- Falten Sie ein Tuch zum Dreieck und weiter zu einer breiten Krawatte.
- Legen Sie sich das Tuch von hinten um den Hals. Die Stoßkante liegt fern vom Hals.
- Führen Sie die Enden übereinander und befestigen Sie diese mit einer Brosche oder Nadel.
- Nun falten Sie den am Hals anliegenden Teil zum Kragen.

TIPP!
Sie können das Tuch in einen V-Ausschnitt stecken oder über einer Bluse tragen.

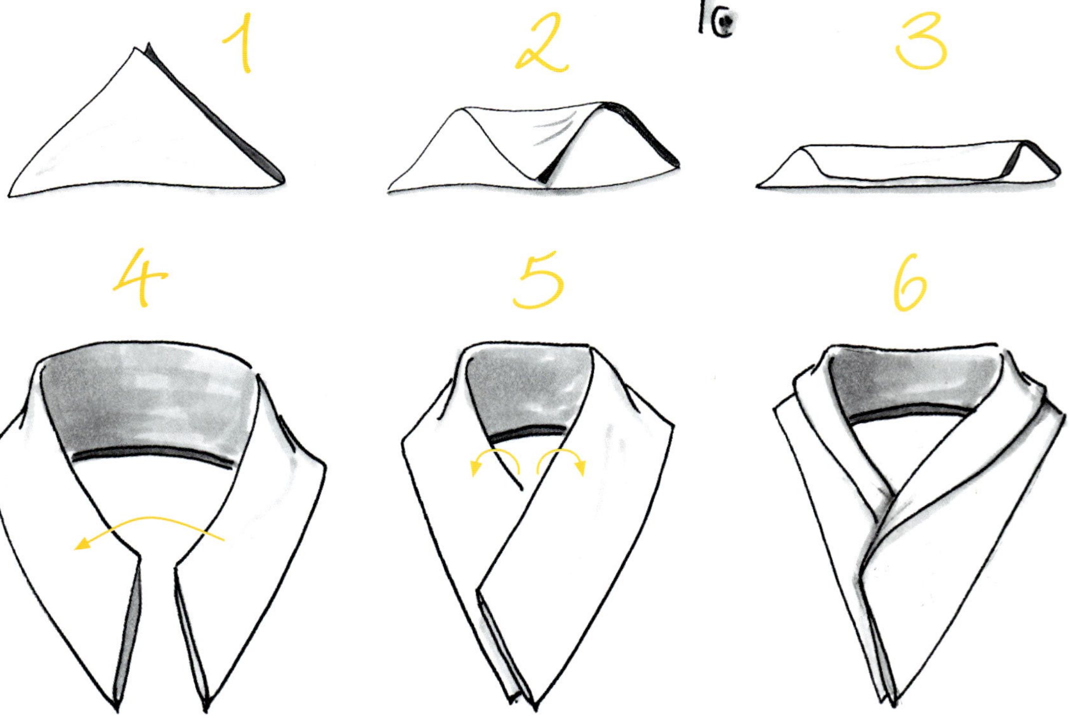

Nickikragen

forsch

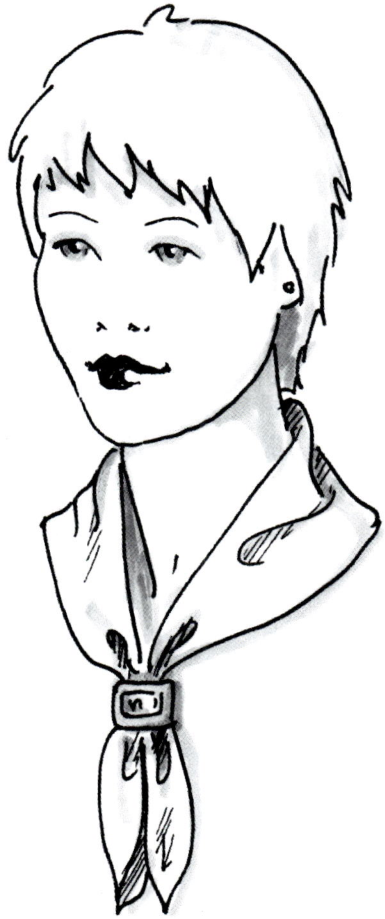

- Legen Sie Ihr Tuch zum Dreieck.
- Führen Sie es von hinten um die Schultern herum und schieben Sie die Enden durch eine Gürtelschnalle oder eine Tuchspange.
- Schlagen Sie die Stoßkante herunter und formen Sie einen Kragen daraus.
- Verstecken Sie das restliche Tuch im Ausschnitt.

1

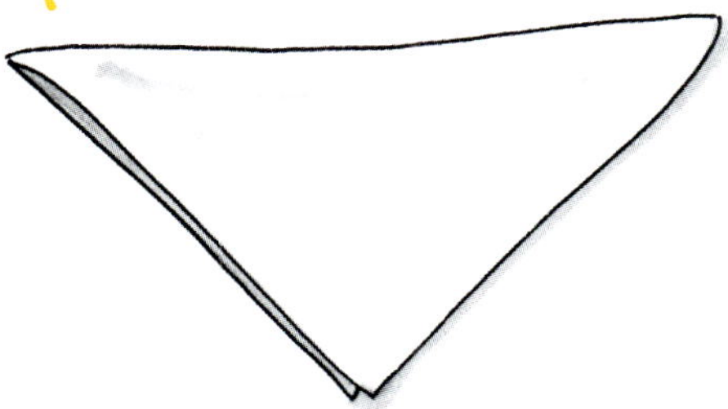

2

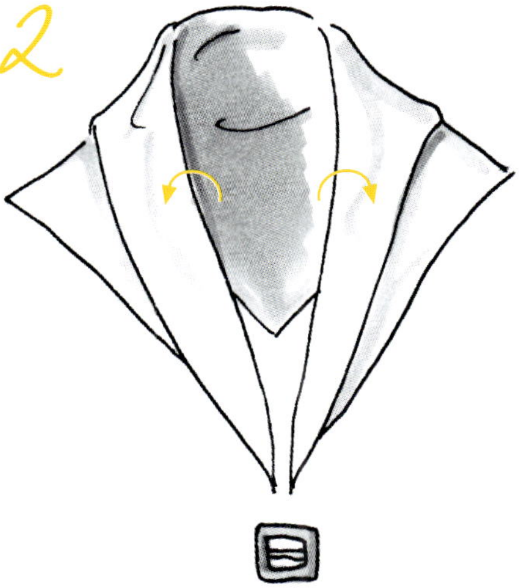

3

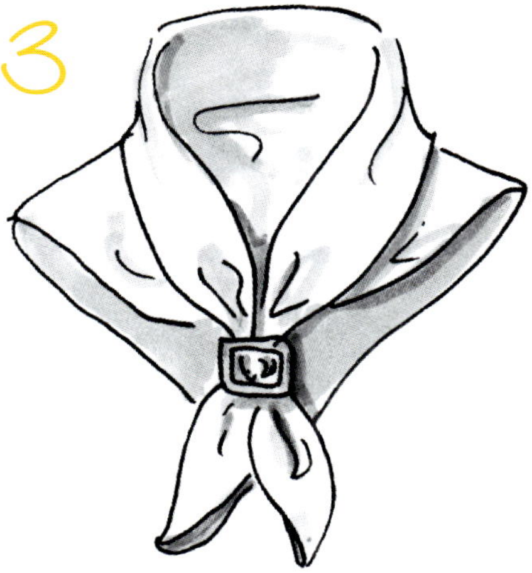

Überkreuz und quer

fantastisch

- Das Tuch ist geöffnet. Halten Sie eine Ecke mit dem Kinn auf der Brust fest.
- Führen Sie Ihre Arme überkreuz und ergreifen Sie die gegenüberliegenden Ecken.
- Nun die Arme zurückführen und die Zipfel mitführen.
- Das Kinn lässt den oberen Zipfel los. Dieser fällt asymmetrisch über den unteren Zipfel.
- Die Enden, die Sie in der Hand halten, verknoten Sie im Nacken.
- Anschließend das Tuch in Form zupfen.

4

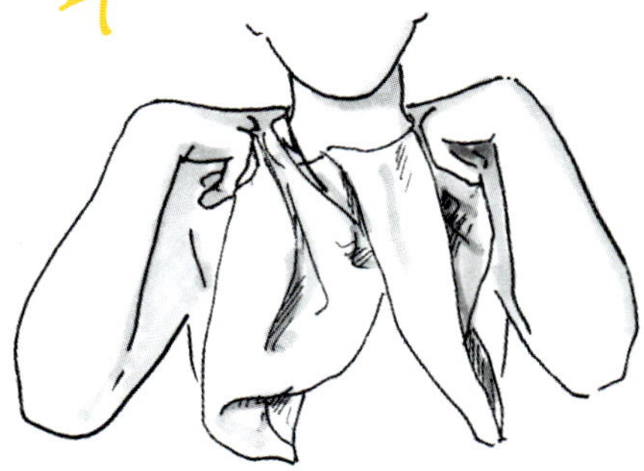

3

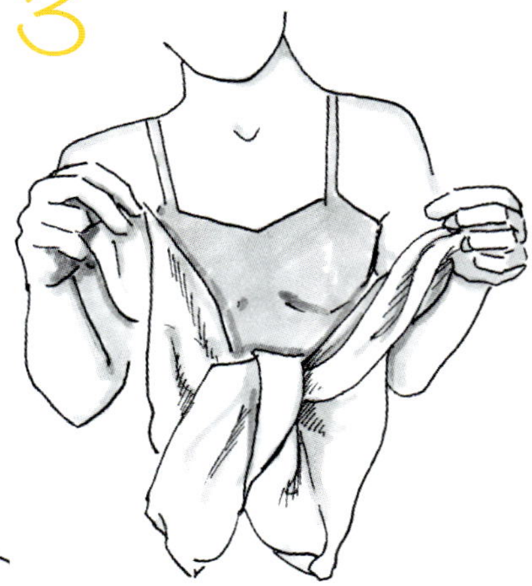

1

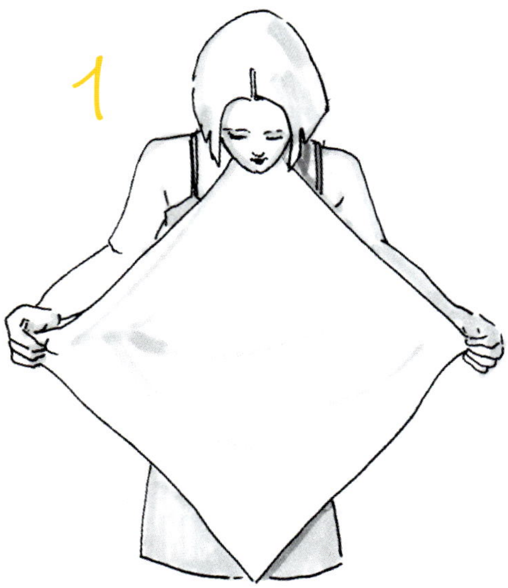

2

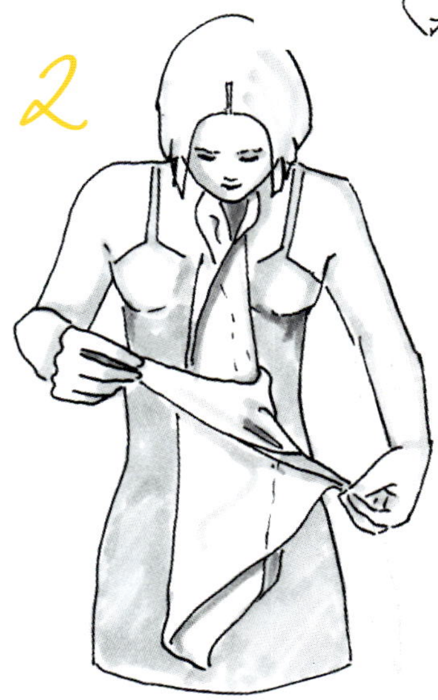

Ringascot

luftig

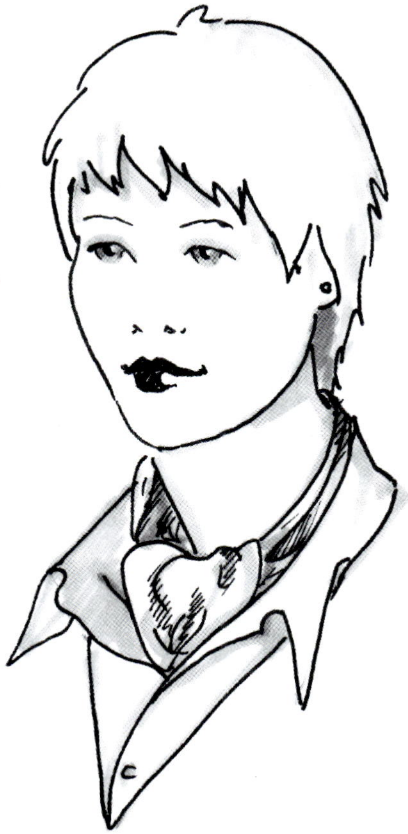

- Falten Sie das Tuch zum Dreieck.
- Legen Sie es sich von hinten um den Hals.
- Ziehen Sie vorne über die Enden einen Ring oder ein Haargummi.
- Führen Sie ein Ende von unten durch die Halsschlinge hindurch und verdecken Sie damit den Ring oder das Haargummi.

TIPP!

Bei dieser Bindetechnik bleibt viel Stoff erhalten.

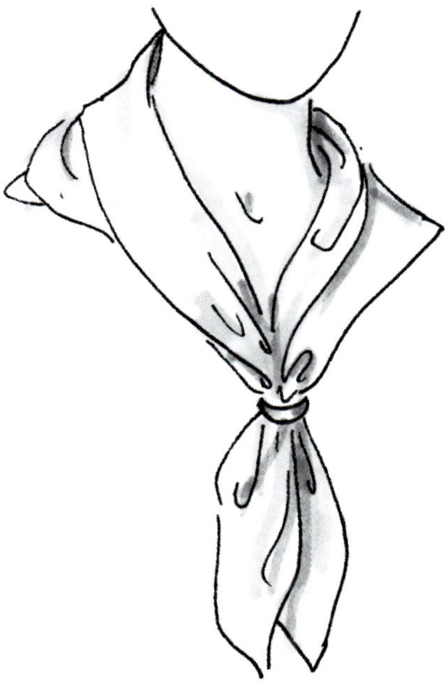

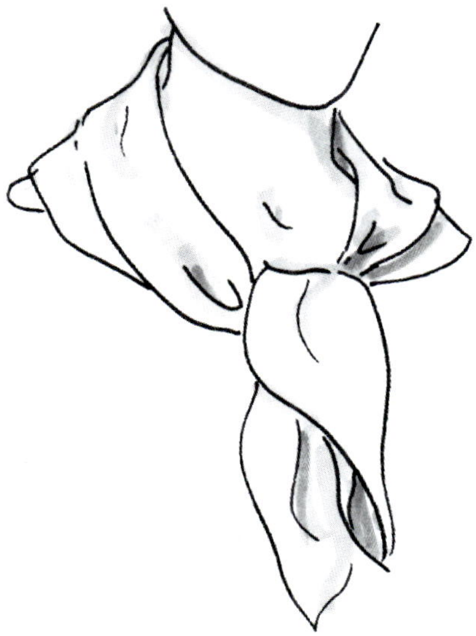

Matrosenkragen
vielseitig

- Halbieren Sie Ihr Tuch und legen Sie es zum Rechteck.
- Fassen Sie das Tuch an zwei sich gegenüberliegenden Ecken an und ziehen Sie die Arme auseinander. Es ergeben sich zwei Dreiecke.
- Legen Sie sich das Tuch von hinten um den Hals und führen sie die Zipfel vorne durch eine Tuchspange.

Variationen: Sie können die Spange vorne, seitlich oder auch hinten tragen.

1

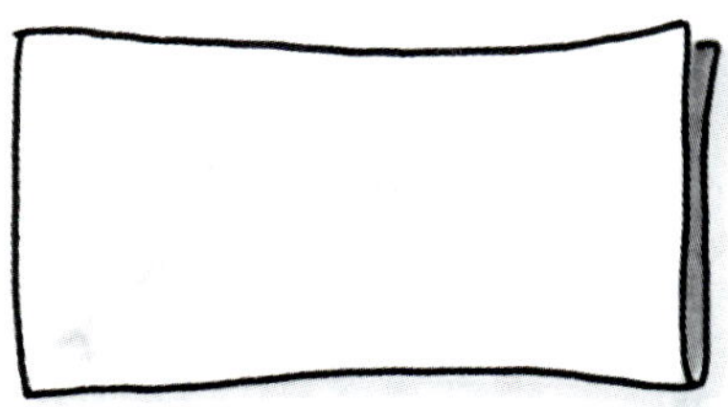

2

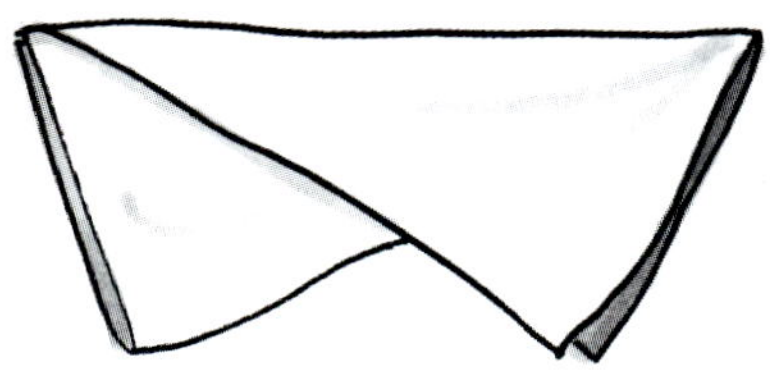

3

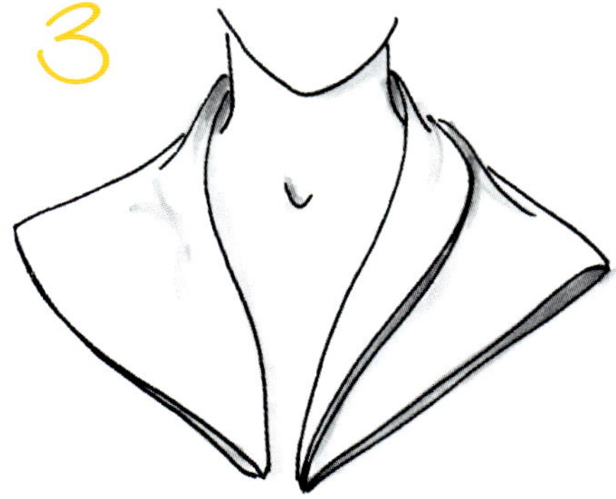

4

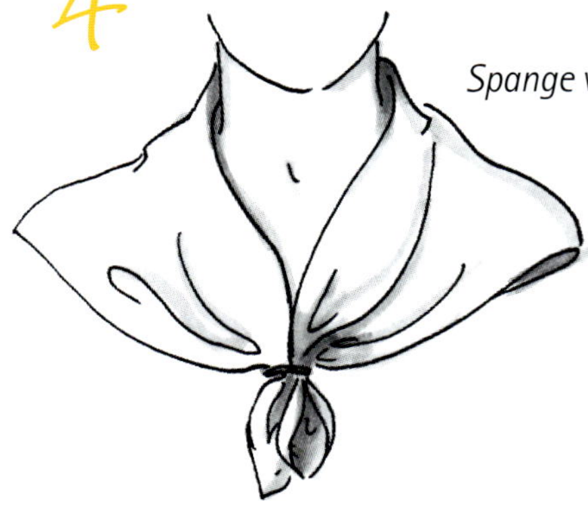

Spange vorne

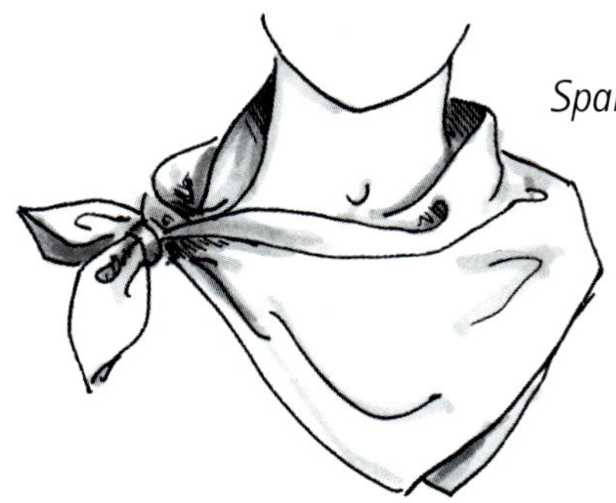

Spange seitlich

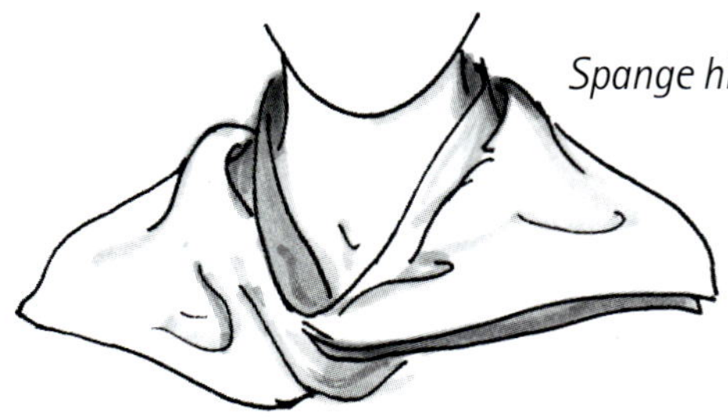

Spange hinten

Knopfloch

Blusenidee

- Falten Sie das Tuch zum Dreieck.
- Dann von der Stosskante aus ziehharmonikaartig einige Male vor- und zurückfalten und in Form bringen.
- Von vorne umlegen und im Nacken verknoten.
- Den oberen Zipfel vorne über den geöffneten Blusenknopf legen und den Knopf mit Tuchüberzug vorsichtig locker durch das Knopfloch schieben.

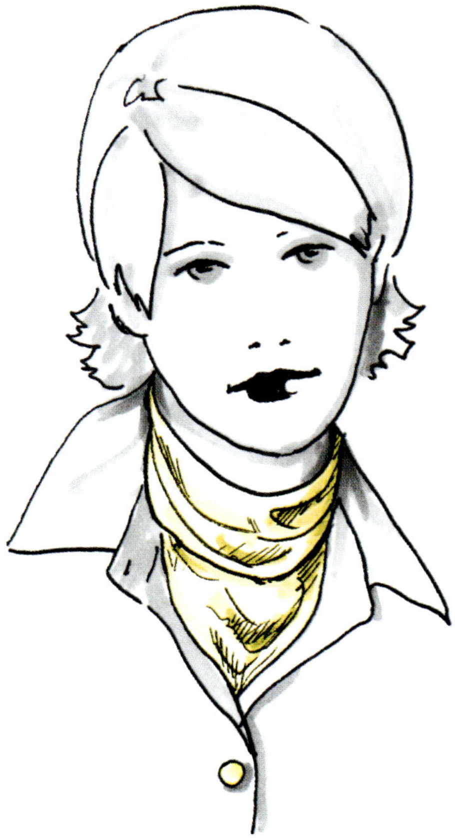

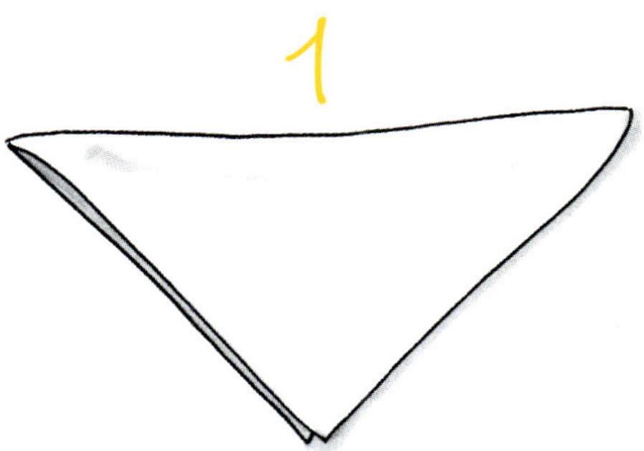

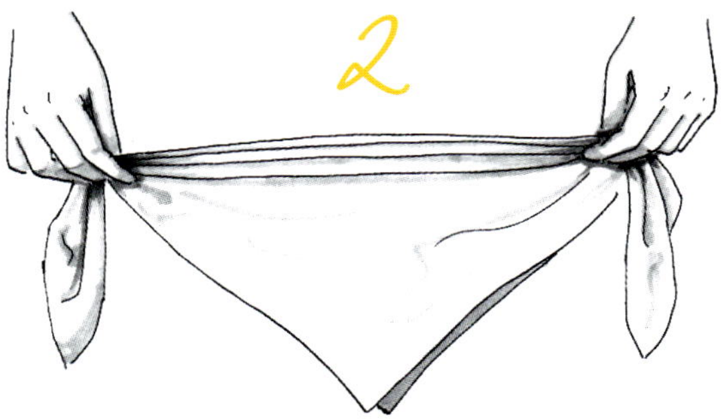

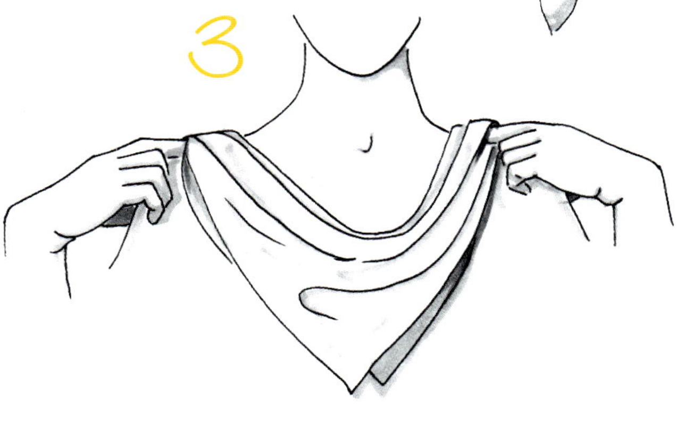

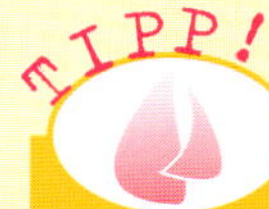

Sie bekommen einen bunten tuchüberzogenen Knopf und das Tuch wird heimlich festgehalten.

Joker
Idee für zwei Tücher

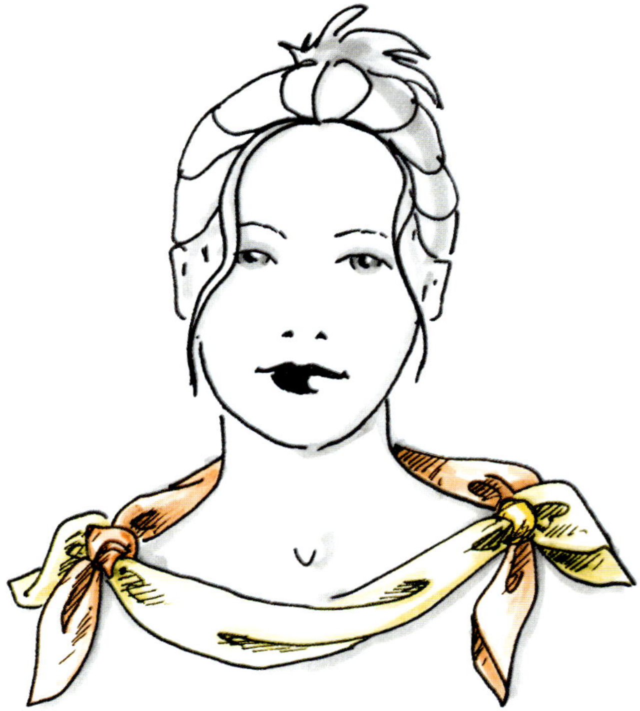

- Legen Sie zwei Tücher je zum Dreieck..
- Legen Sie sich ein Tuch von vorne um und eins von hinten und verbinden Sie die Tücher mit dem Grundknoten.

TIPP!

Sie können beide Tücher vorher auch zur Krawatte legen.

1

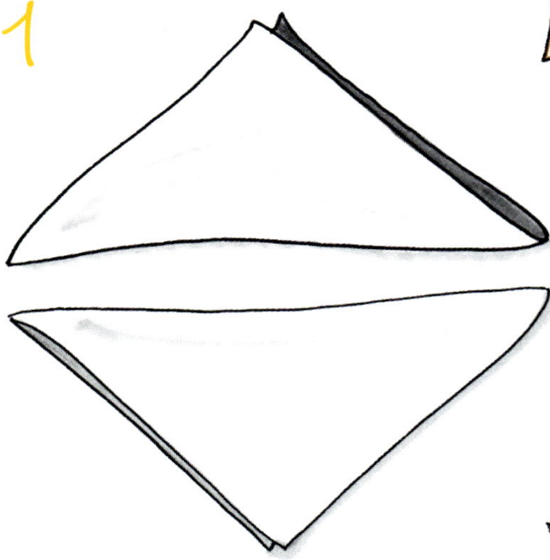

2

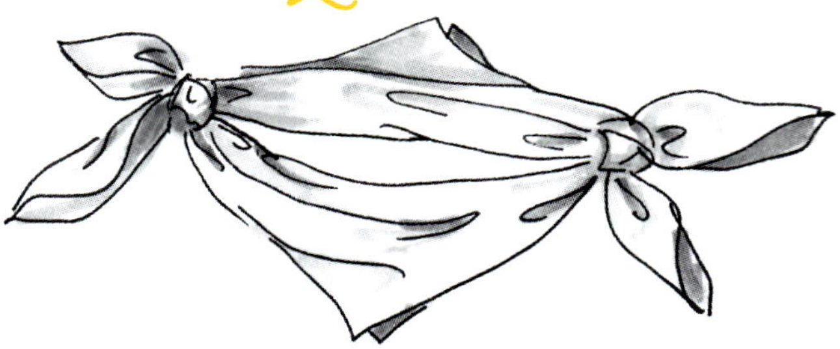

Halswärmer
tuchverlängernd

- Legen Sie das Tuch zur Krawatte.
- Legen Sie es sich von hinten um den Hals. Die Enden bleiben gleich lang.
- Führen Sie beide Enden nach unten durch die Öse einer Tuchspange. Schließen Sie die Tuchspange.
- Zupfen sie die Enden dekorativ zurecht.

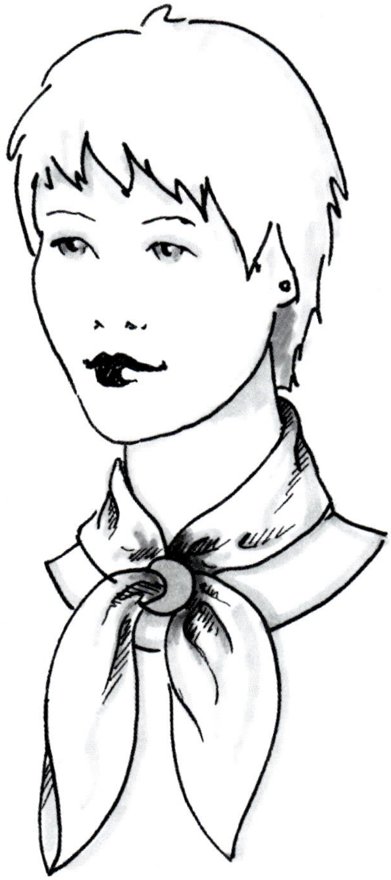

1

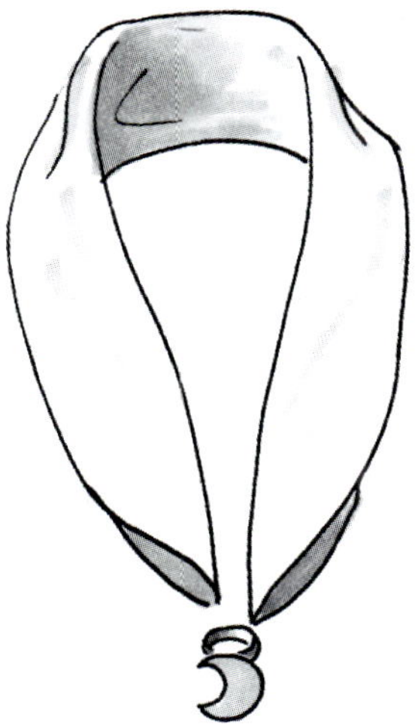

2

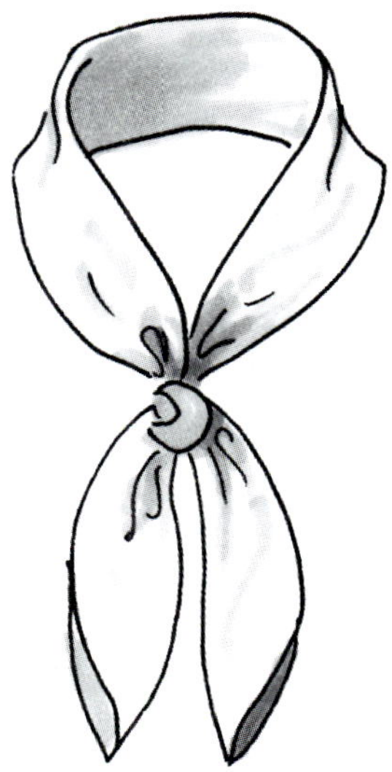

Entgegenkommen
vortrefflich

- Falten Sie das Tuch zur Krawatte oder zu einem Band.
- Legen Sie es sich von hinten um den Hals. Schieben Sie einen Tuchring oder eine Tuchspange über ein Ende.
- Das andere Ende entgegengesetzt durch den Ring schieben.

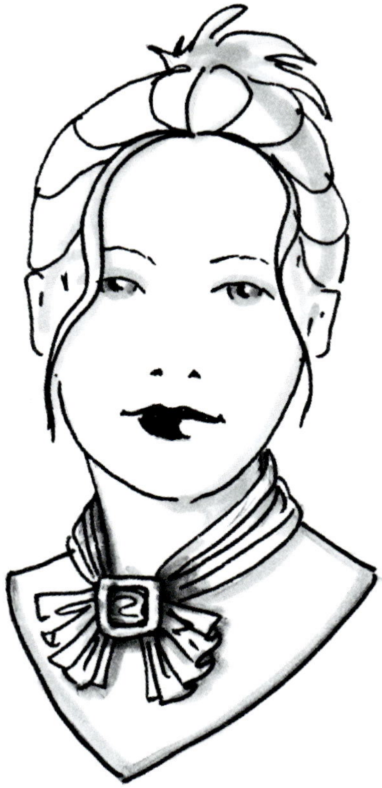

TIPP! Sie können das Tuch vorher auch ziehharmonikaartig zusammenlegen.

1

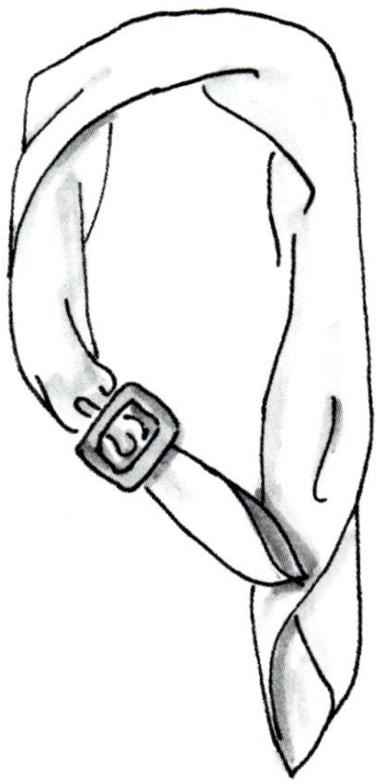

2

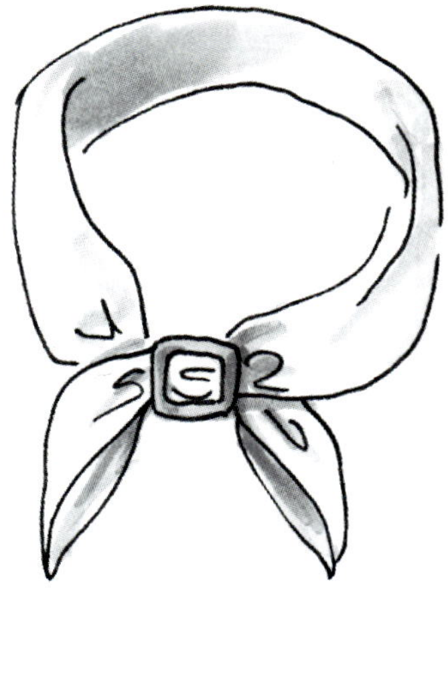

Zipfelchen
romantisch

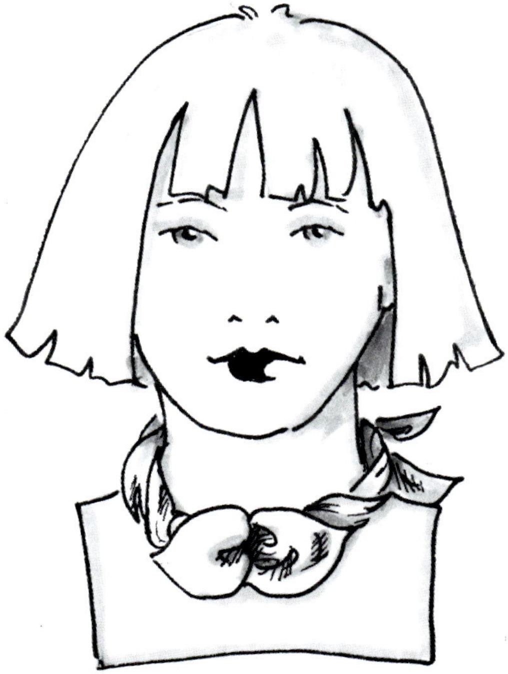

- Beginnen Sie das Tuch zur Krawatte zu rollen. Lassen Sie jedoch die Spitze ca. 15 cm frei.
- Nun wird in die Mitte der Krawatte ein einfacher Knoten gebunden und die beiden Zipfel der Spitze locker hervorgezupft.
- Legen Sie sich das Tuch von vorne um den Hals und verknoten Sie die Enden im Nacken mit dem Grundknoten.

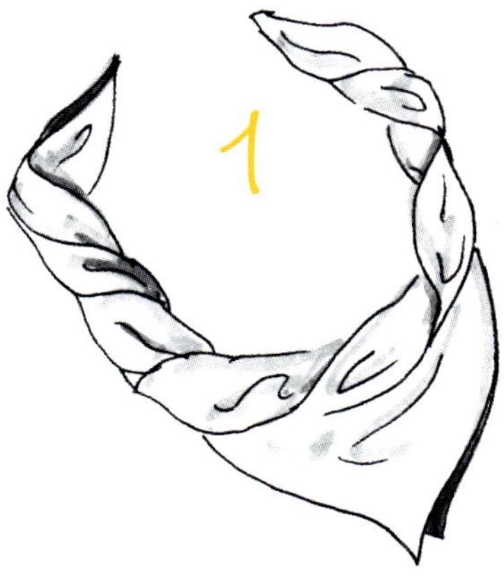

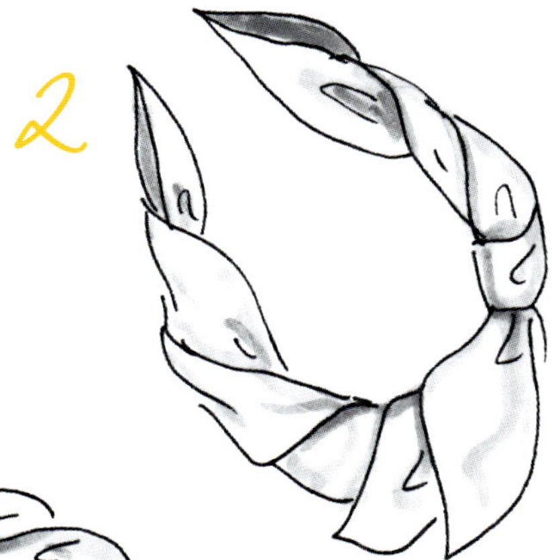

Kaninchenohr

witzig

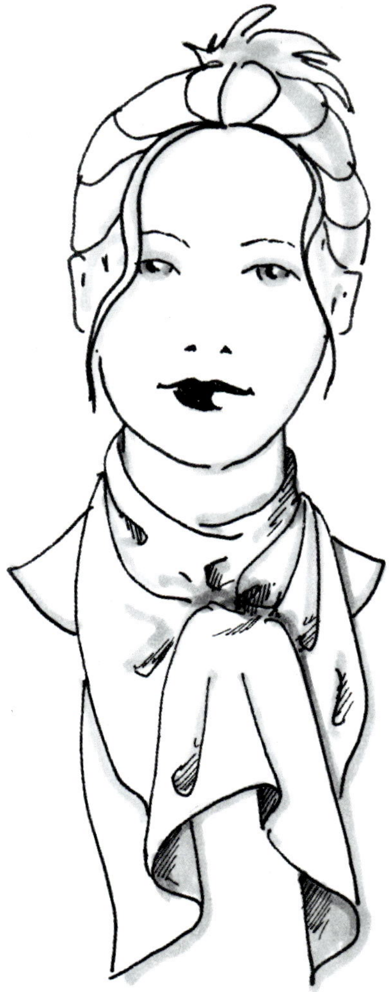

- Öffnen Sie das Tuch und legen Sie es auf eine ebene Fläche.
- Heben Sie das Tuch im Zentrum an und binden Sie ein Haargummi oder Haushaltsgummi um die Spitze. So ergibt sich ein Kaninchenohr.
- Ergreifen Sie das Tuch an zwei parallelen Enden und binden Sie sich das Tuch so um, dass das Kaninchenohr nach innen zeigt.
- Verkreuzen Sie die Enden im Nacken und führen Sie diese wieder nach vorne. Dort werden Sie mit dem Grundknoten befestigt.

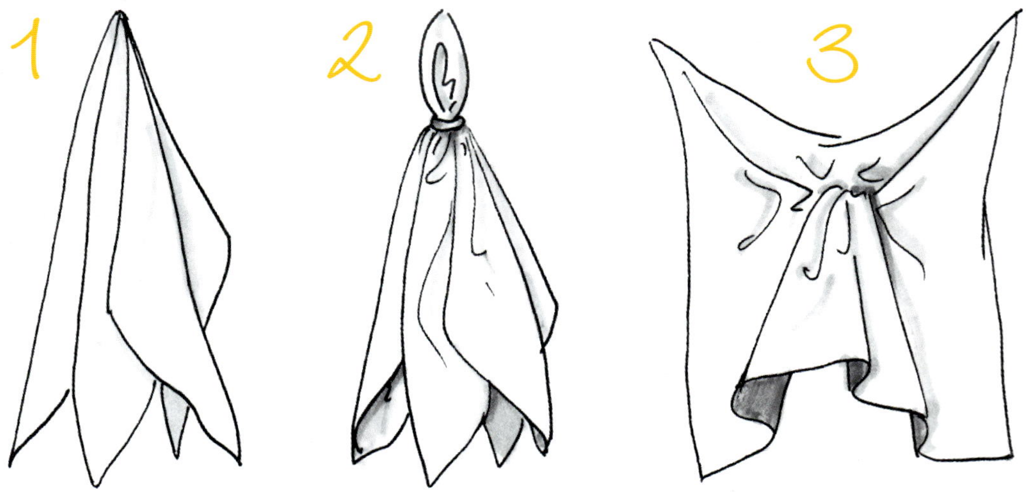

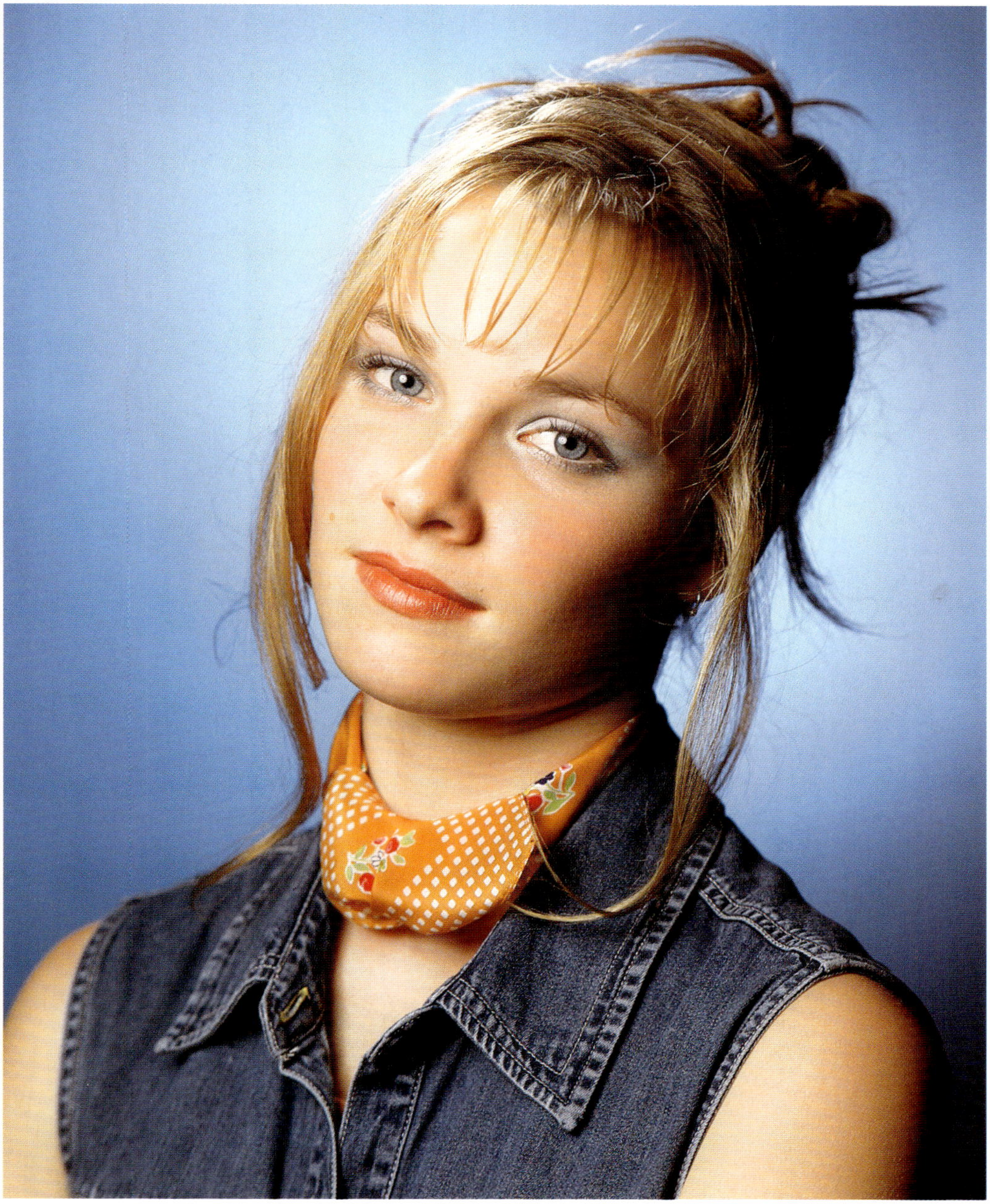

TIPP!

Diese pfiffige Tuchidee heißt ZIPFELCHEN und Sie finden sie auf Seite 45.

Gute Laune
süß

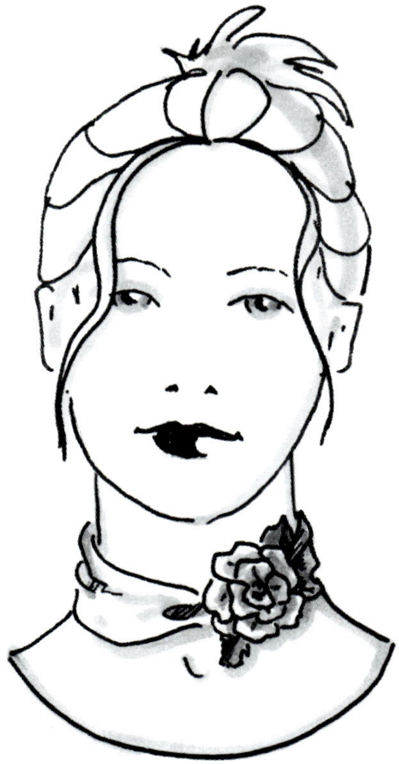

- Sie benötigen eine künstliche Blume, eine künstliche Frucht, Federn oder ein kleines Stofftierchen, was ihnen an pfiffigen Kleinigkeiten dazu einfällt. Umwickeln Sie die Blume oder anderen Gegenstand mit einem Pfeifenreiniger.
- Legen Sie einen kleines Tuch zum Dreieck und anschließend zur Krawatte. Nun umwickeln Sie das Tuch in der Mitte mit dem Pfeifenputzer. So bekommt ihr Accessoire halt.
- Binden Sie sich das Tuch um den Hals und befestigen Sie es mit dem Grundknoten. Verstecken Sie die Zipfel.

1

2

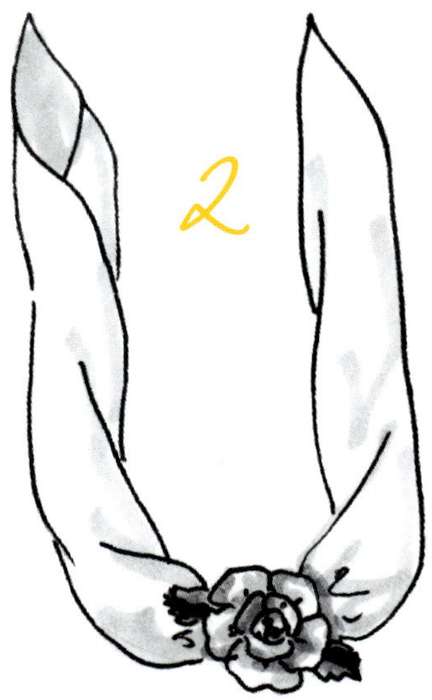

Abendidee
festlich

- Legen Sie das Tuch zu einer 7 cm breiten Krawatte. Führen Sie beide Enden durch eine Tuchspange.
- Schieben Sie die Tuchspange bis zum Hals.
- Führen Sie beide Enden zurück in den Nacken und stecken Sie diese unter der Halsschlinge fest.

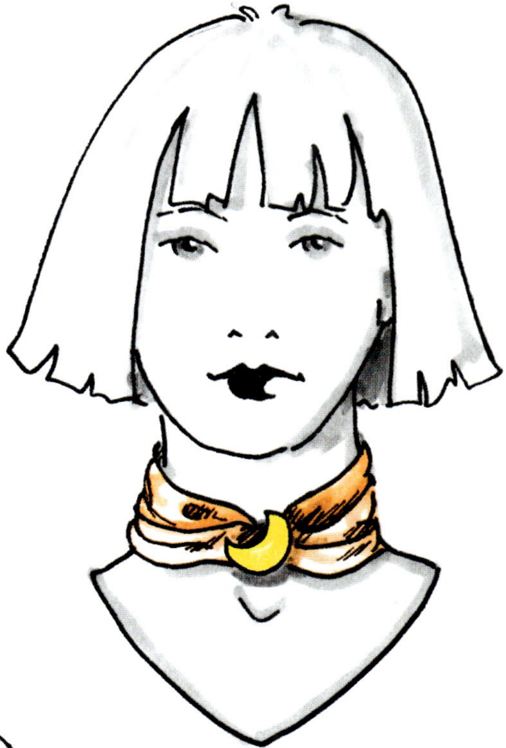

1

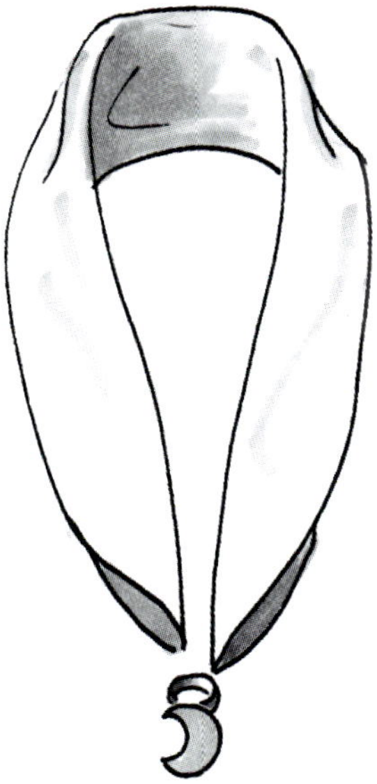

2

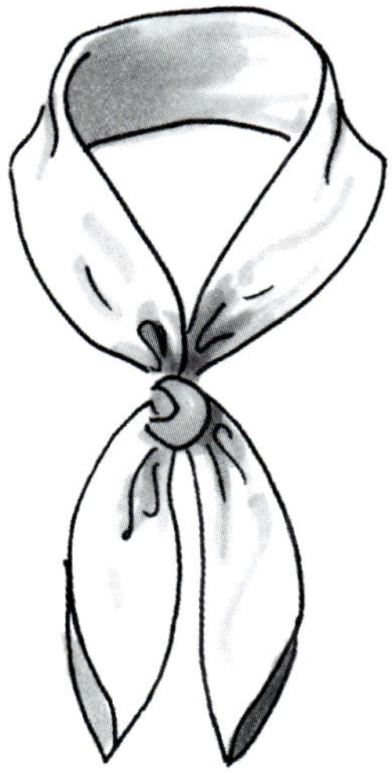

3

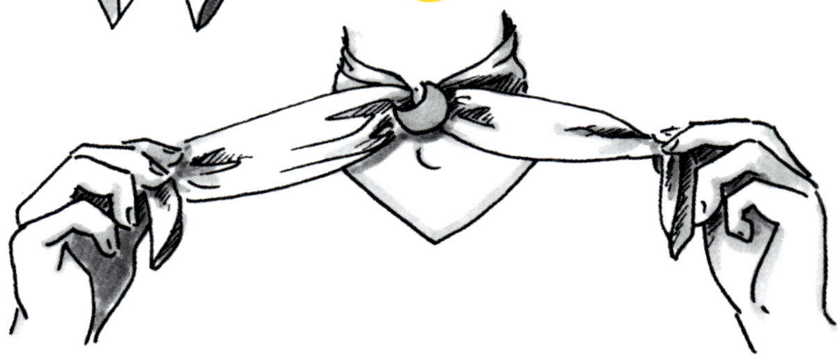

TIPP!

Diese Idee kann vorne und seitlich getragen werden.

Halbe Schleife

clever

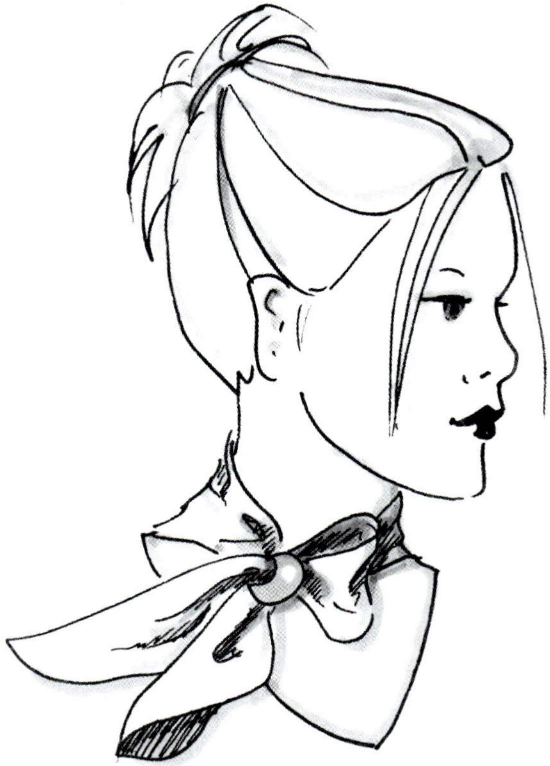

- Legen Sie das Tuch zum Dreieck.
- Legen Sie es sich von hinten um, der Stoffbruch bleibt am Hals und die Enden gleichlang.
- Führen Sie beide Enden durch eine Tuchspange.
- Ziehen Sie die Tuchspange hoch zum Hals.
- Führen Sie einen Tuchzipfel zurück durch die Spange. Es bildet sich eine halbe Schleife ca. 3-5 cm groß.
- Zupfen Sie die halbe Schleife zurecht und schließen Sie die Tuchspange.

1

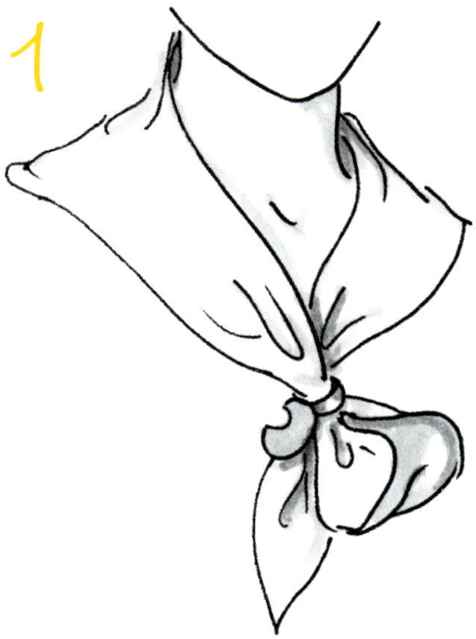

2

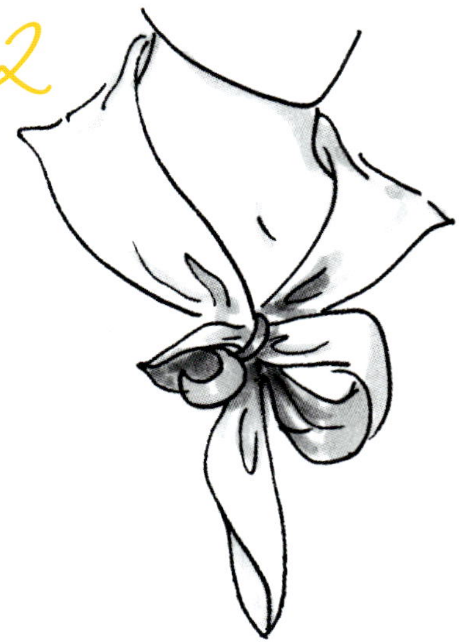

Schleife

elegant

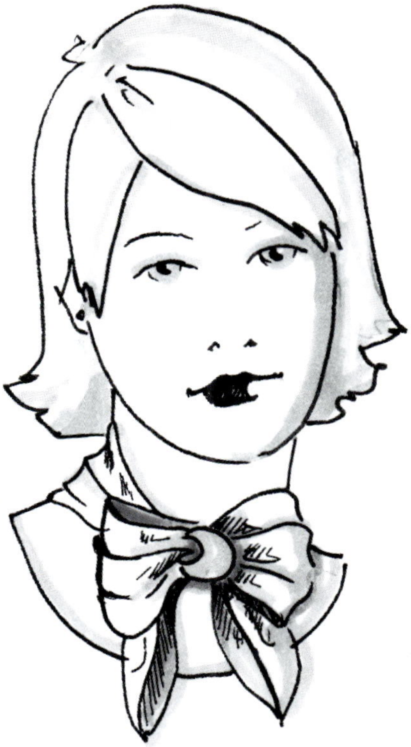

- Diesmal führen Sie beide Enden durch die Tuchspange. Zupfen Sie die Schleife dekorativ zurecht und schließen Sie die Tuchspange.

1

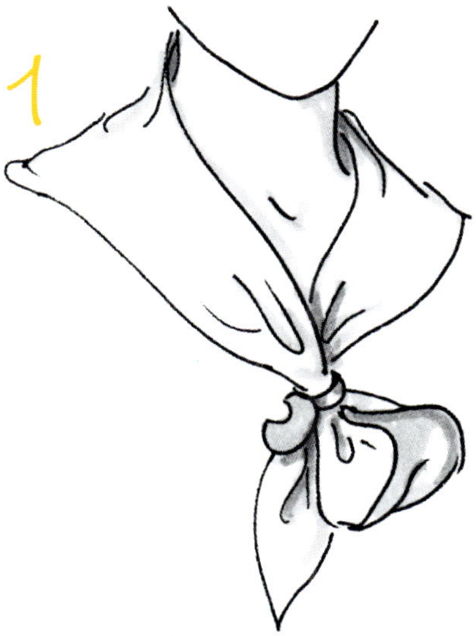

2

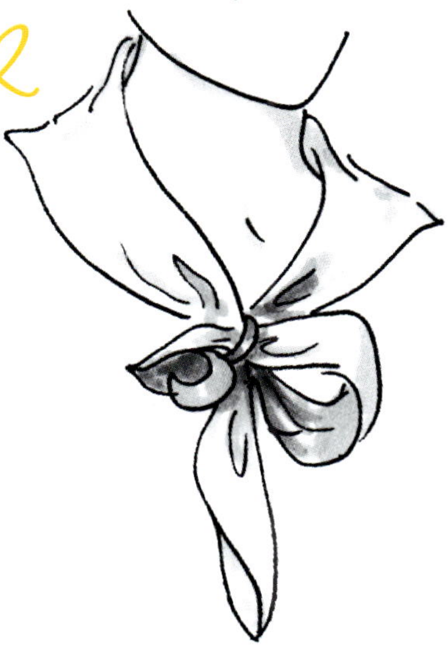

3

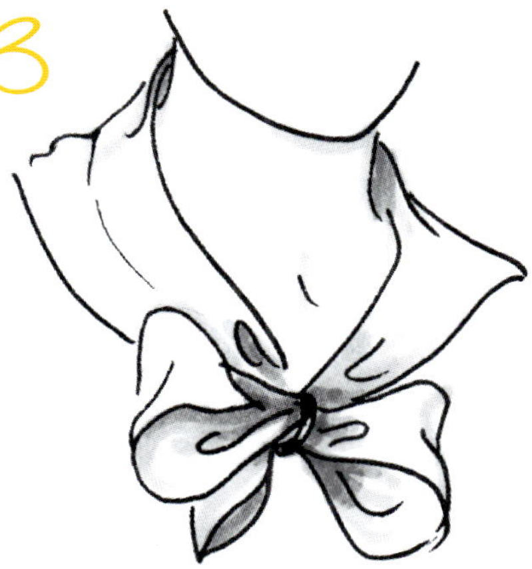

Variante der halben Schleife

1

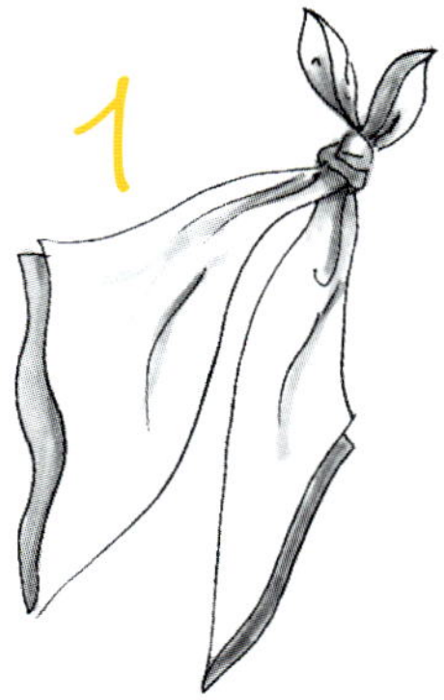

Flügel
gewandt

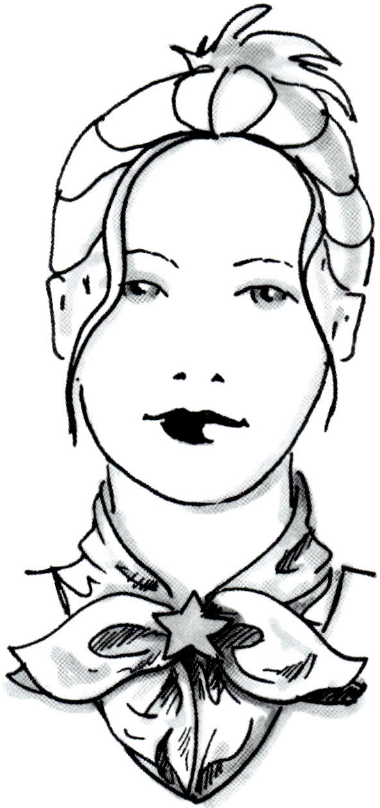

- Nehmen Sie zwei kleine, zum Dreieck gelegte Tücher in verschieden Farben und knoten Sie diese an den Zipfeln zusammen.
- Legen Sie sich die Tücher um die Schulter, der Knoten liegt im Nacken und die Stosskanten zum Hals hin.
- Fassen Sie in Brusthöhe die Stosskanten und führen Sie diese von hinten durch die Tuchspange.
- Zupfen Sie die Flügel zurecht und schließen Sie die Spange.

2

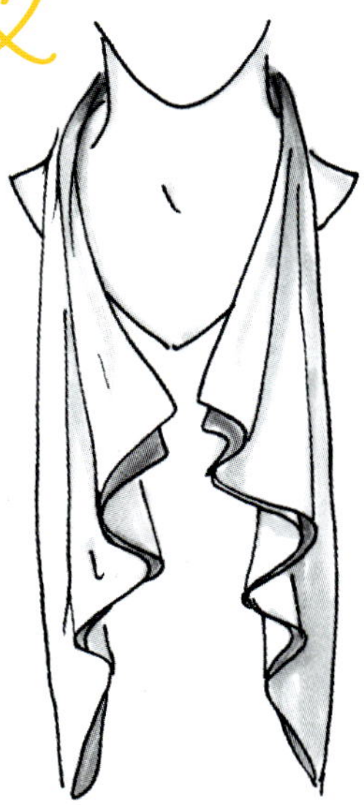

3

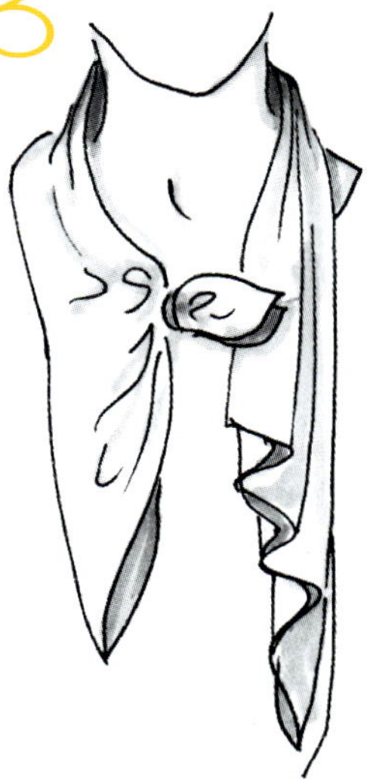

4

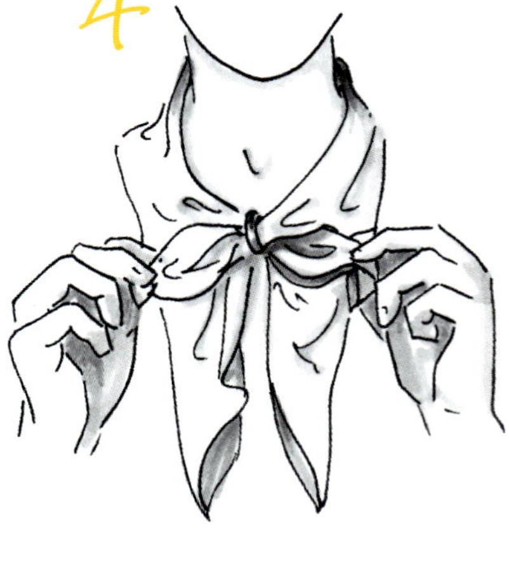

Take Two

gewitzt

- Verknoten Sie zwei Tücher miteinander.
- Legen Sie diese um den Hals mit dem Knoten hinten.
- Schlingen Sie die Tücher um den Hals, so oft es geht.
- Verknoten Sie die Enden vorne mit einer Tuchspange.

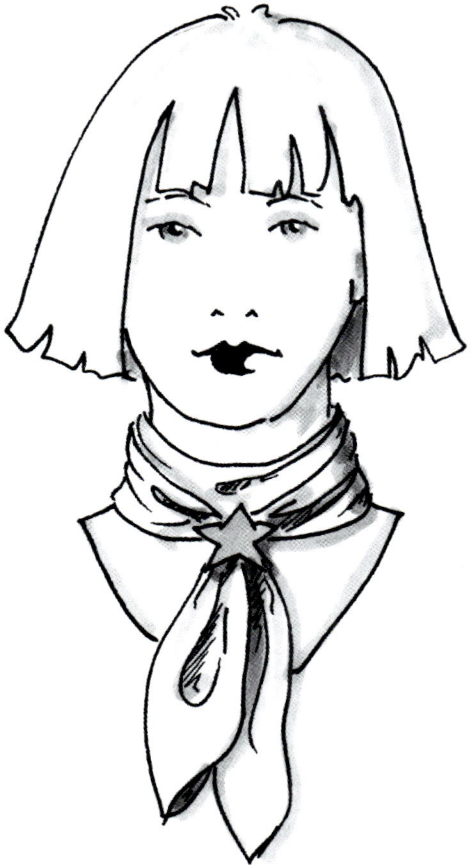

1

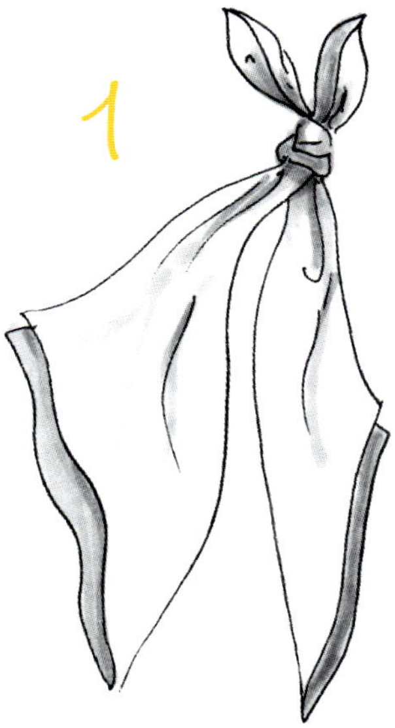

2

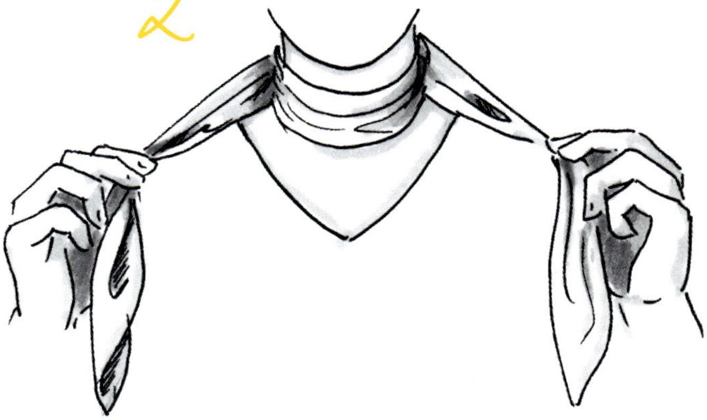

Zweifarbige Fliege
keck

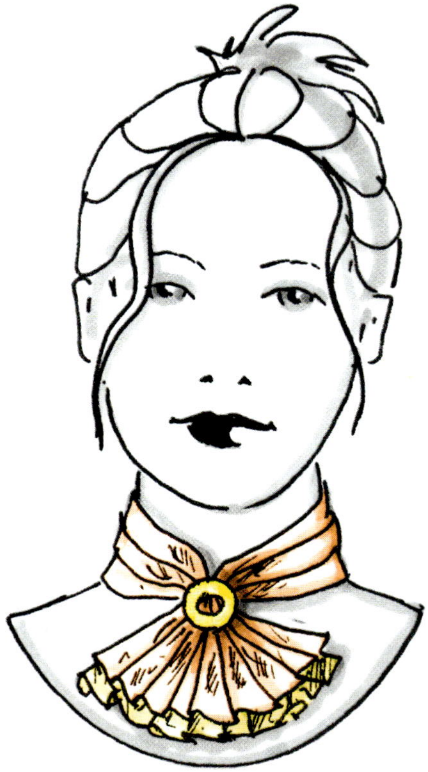

Sie benötigen zwei farbige Chiffontücher.

- Legen Sie diese übereinander und anschließend miteinander ziehharmonikartig in Falten. Halten Sie die Enden gut fest.
- Legen Sie sich die gefalteten Tücher von hinten um den Hals und führen Sie die Enden durch eine Tuchspange.
- Zupfen Sie die Enden raffiniert zurecht.

Die so gebundenen Tücher erregen bestimmt die Aufmerksamkeit.

1

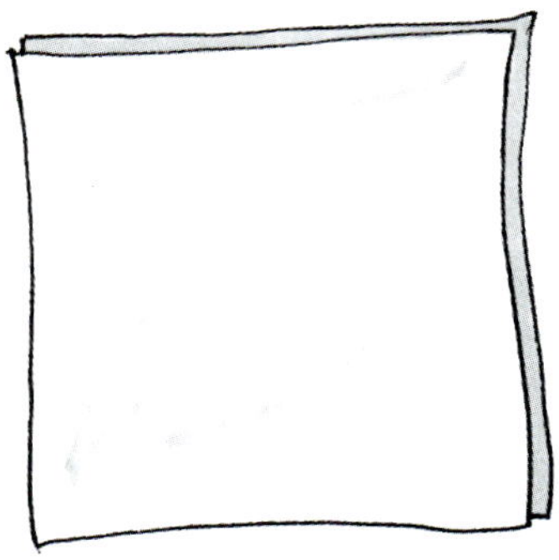

2

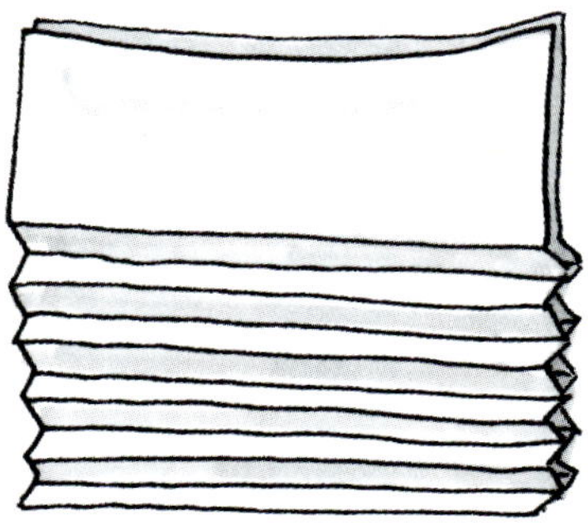

3

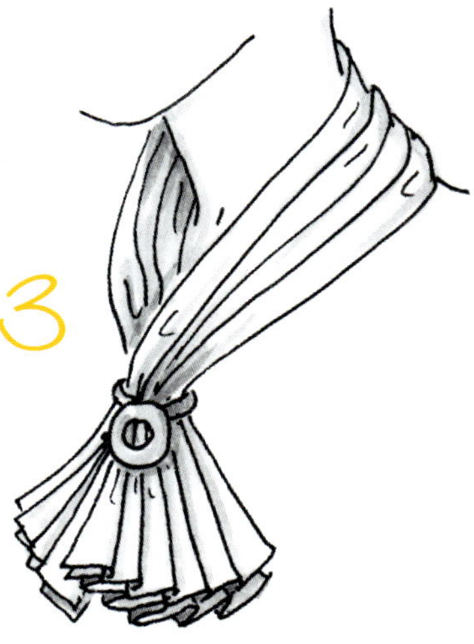

Triangel
hoffähig

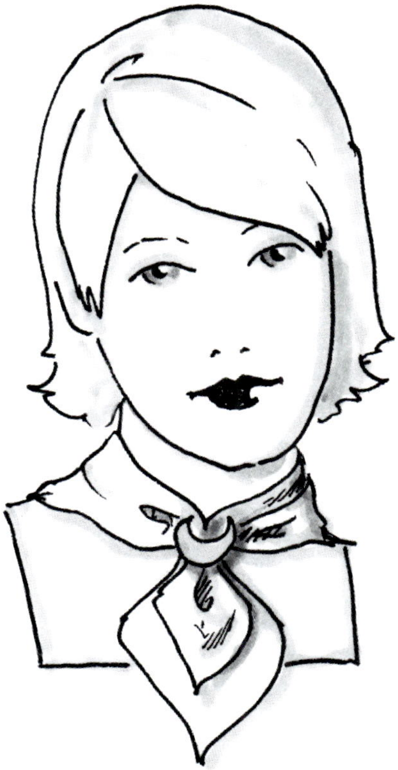

- Falten Sie ein kleines Tuch zum Dreieck.
- Legen Sie sich das Dreieck von hinten um den Hals, ein Ende bleibt länger.
- Führen Sie beide Enden durch eine Tuchspange.
- Schieben Sie die Tuchspange bis zum Hals hoch aber schließen Sie diese noch nicht.
- Ziehen Sie das längere Ende breit.
- Ziehen Sie das kürzere Ende direkt über dem längeren breit.
- Schließen Sie die Tuchspange.

1

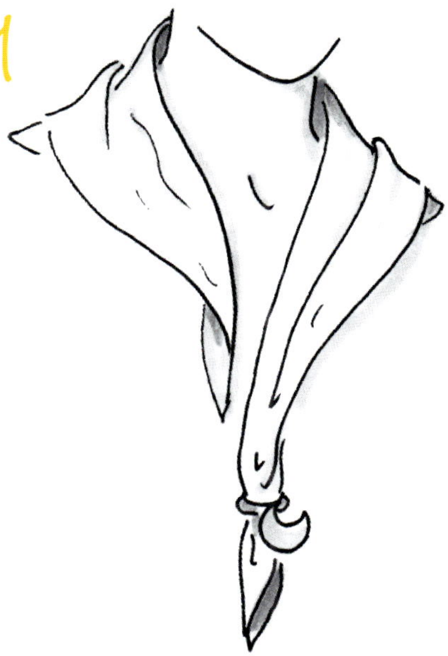

2

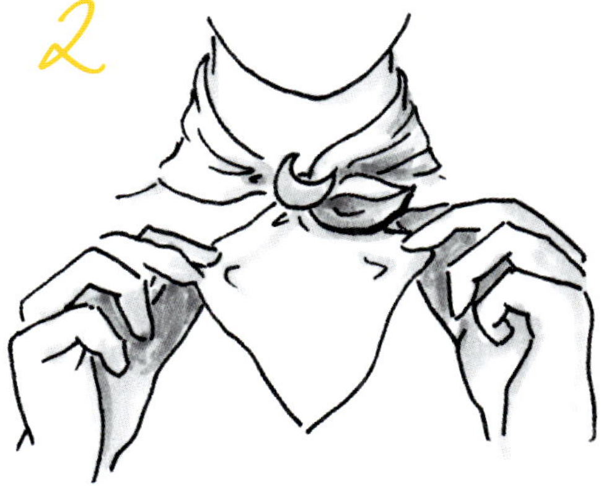

Prinzessin
blaublütig

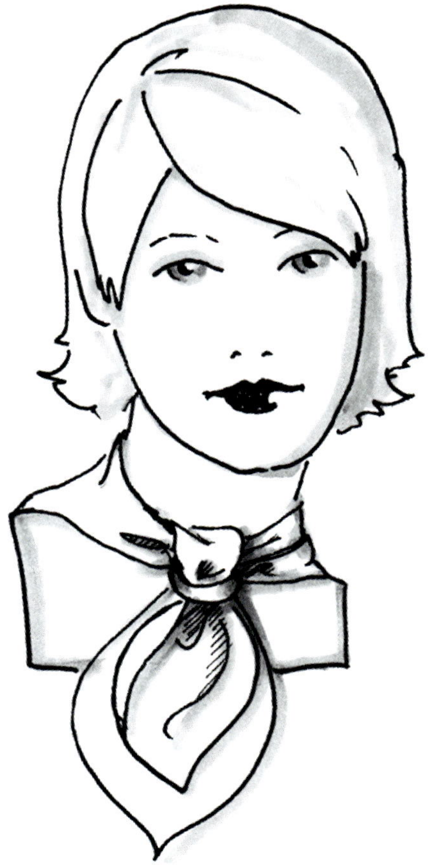

- Falten Sie ein kleines Tuch zum Dreieck.
- Legen Sie sich das Dreieck von hinten um den Hals, ein Ende bleibt länger.
- Führen Sie beide Enden durch die Tuchspange.
- Schieben Sie die Tuchspange bis zum Hals hoch aber schließen Sie diese noch nicht.
- Ziehen Sie das längere Ende breit.
- Ziehen Sie das kürzere Ende direkt über dem längeren breit.
- Führen Sie das längere Ende von unten hinter der Halsschlinge durch und schieben Sie es von oben durch die Öffnung der Tuchspange.
- Schließen Sie die Tuchspange.

TIPP!

Für diese Idee benötigen Sie eine Tuchspange, die vorne eine lochartige Öffnung hat.

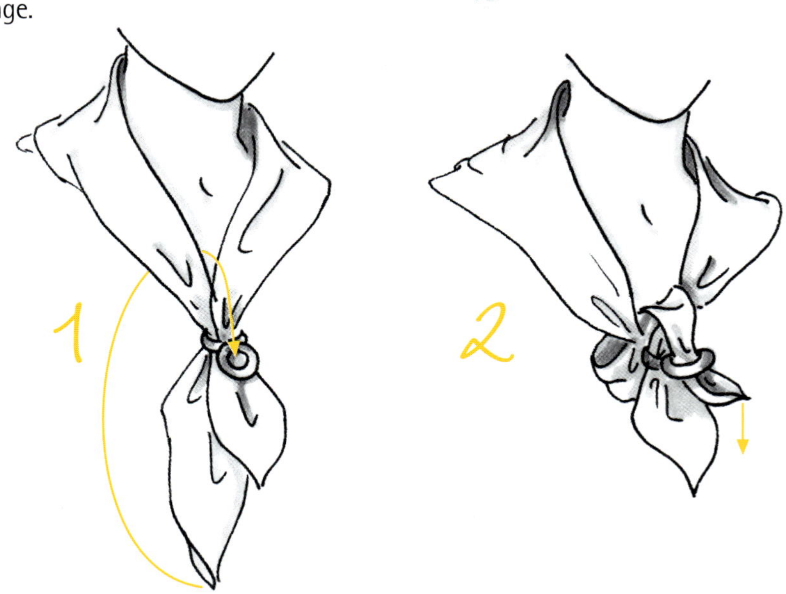

Primavera
modern

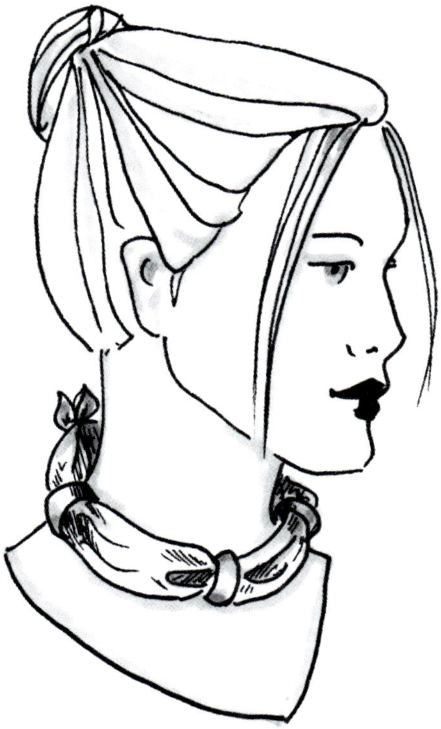

Sie benötigen 3 Ringe.

- Legen Sie ein Tuch zur Krawatte und anschließend von hinten um den Hals.
- Nun kreuzen Sie nacheinander durch jeden der drei Ringe die Enden.
- Verknoten Sie die Zipfel im Nacken.
- Verschieben Sie die Ringe nach Belieben.

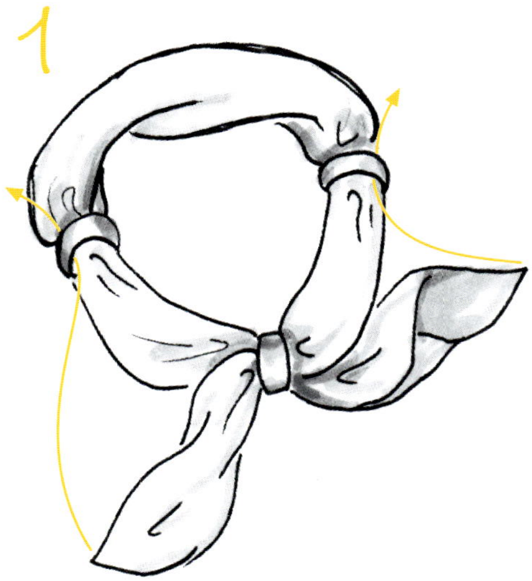

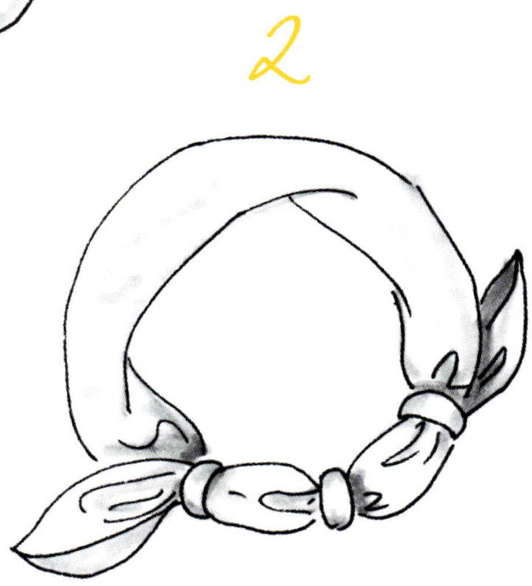

Königin
adelig

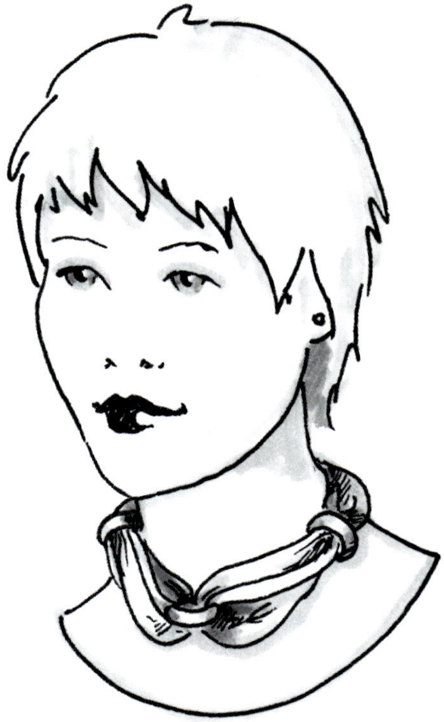

Sie benötigen wieder drei Ringe.

- Legen Sie das Tuch zur Krawatte.
- Ziehen Sie über jede Spitze je einen Ring.
- Legen Sie sich das Tuch von hinten um den Hals.
- Schieben Sie nun beide Zipfel gleichzeitig durch den dritten Ring.
- Führen Sie nun die Enden zurück durch die ersten beiden Ringe und verstecken Sie die Enden unter der Halsschlinge oder verknoten Sie diese im Nacken, sofern sie lang genug sind.

Natürlich sieht es auch pfiffig aus, wenn die Enden locker hervorschauen.

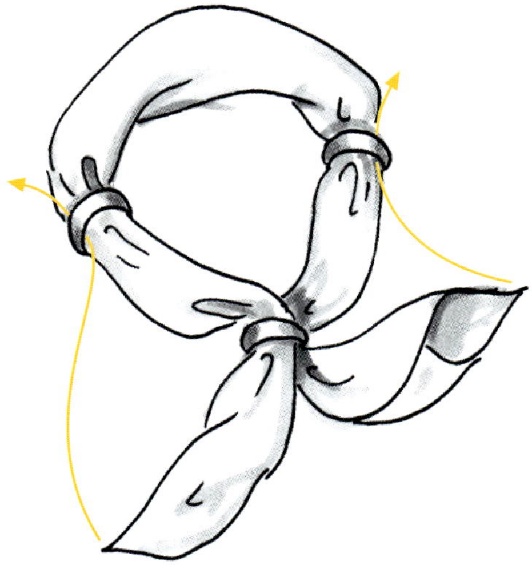

TIPP!

Die Ringe können nach Belieben verschoben werden.

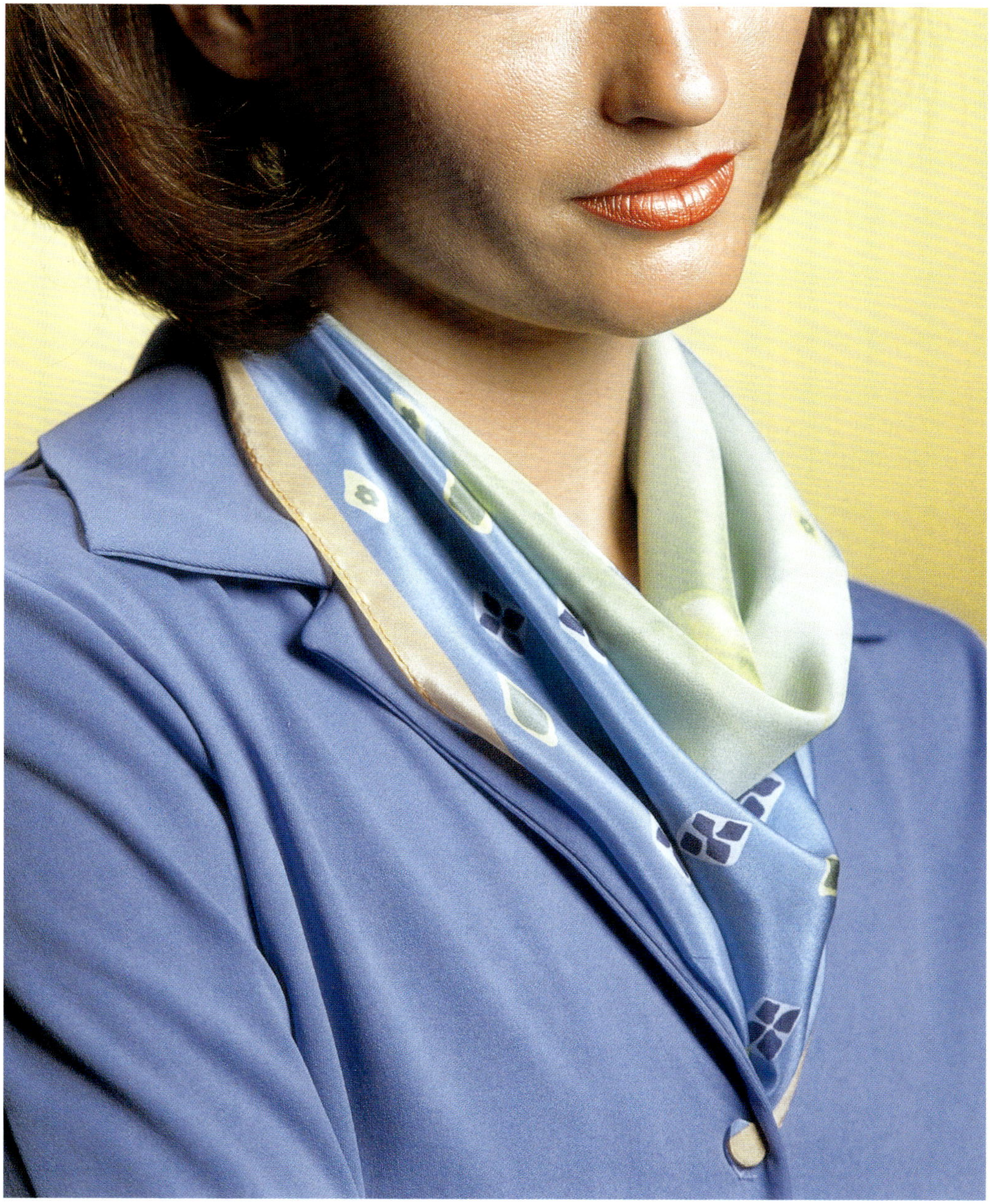

TIPP!

Das Tuch mit dem Blusenknopf fest verankert verrutscht Ihnen garantiert nicht mehr. Wie es geht finden Sie auf Seite 41.

Kopfbedeckungen

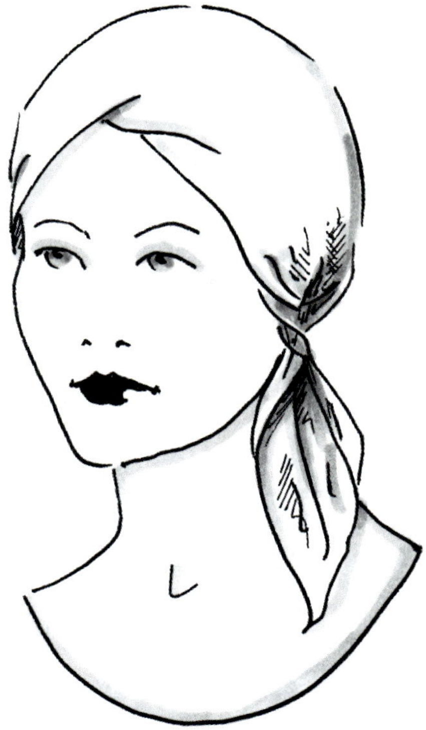

Seeräuberbraut

kess

- Legen Sie Ihr Tuch zum Dreieck.
- Legen Sie sich das Dreieck von vorne über die Stirn.
- Verdrehen Sie die beiden Zipfel zu einer lockeren Kordel.
- Verknoten Sie die gedrehten Zipfel über der Spitze im Nacken mit dem Grundknoten.

Klar zum Entern!

1

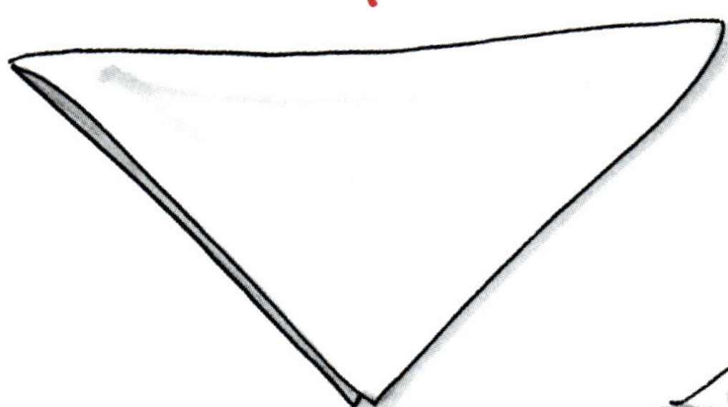

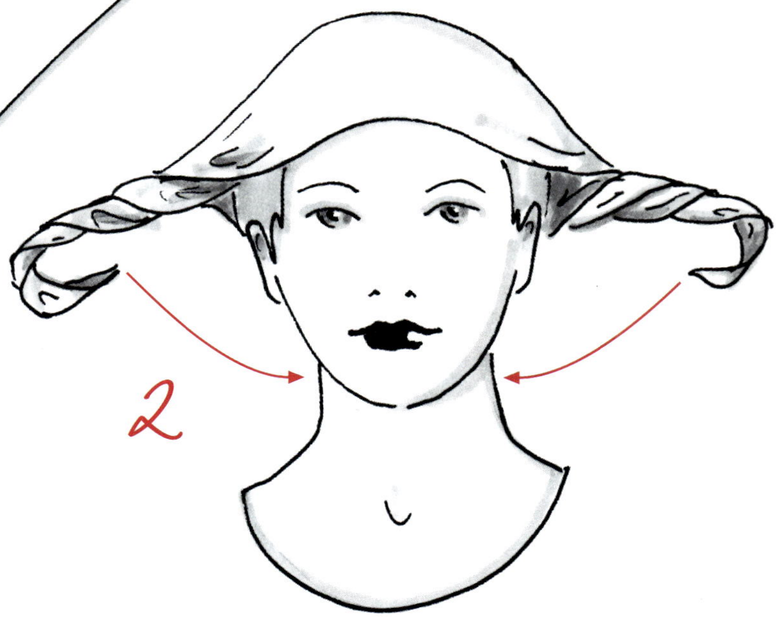

2

Sonnendach
praktisch

Brennt Ihnen die Sonne auf den Kopf?

- Nehmen Sie Ihr Nickituch und knoten Sie in jeden der vier Zipfel einen einfach Knoten.
- Legen Sie sich das Tuch über den Kopf.

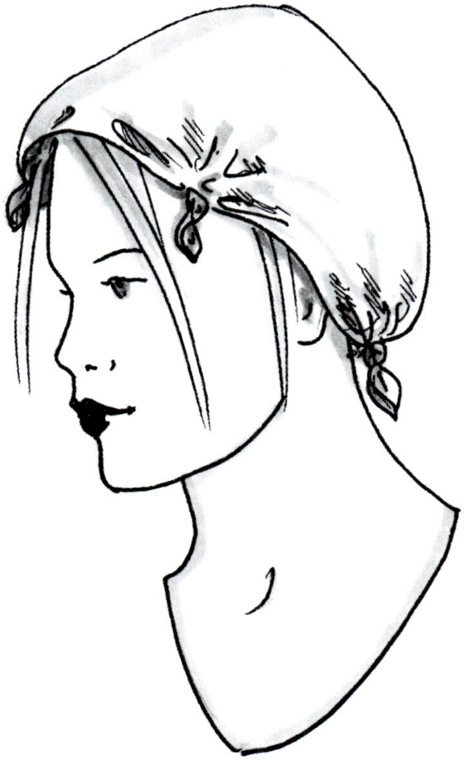

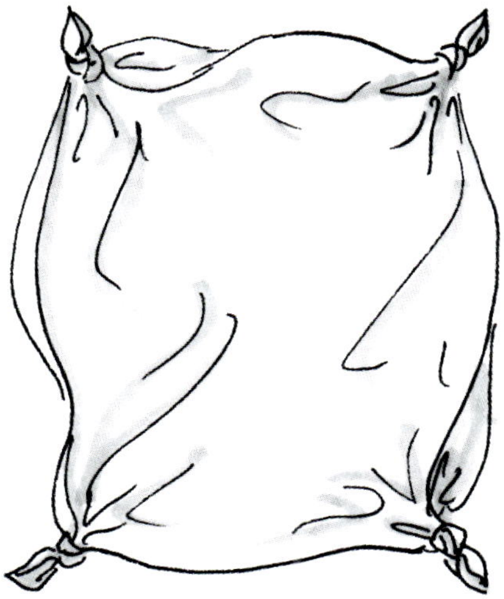

Tausend und eine Nacht
verführerisch

- Falten Sie das geöffnete Tuch von einer Seite aus plisseeartig in schmale Falten.
- Führen Sie diese durch eine Tuchspange und zupfen Sie die Plisseefalten dekorativ zurecht.
- Legen Sie sich das Tuch um den Kopf und verknoten Sie die beiden übrigen Zipfel im Nacken.

Natürlich können Sie auch hier eine Tuchspange befestigen.

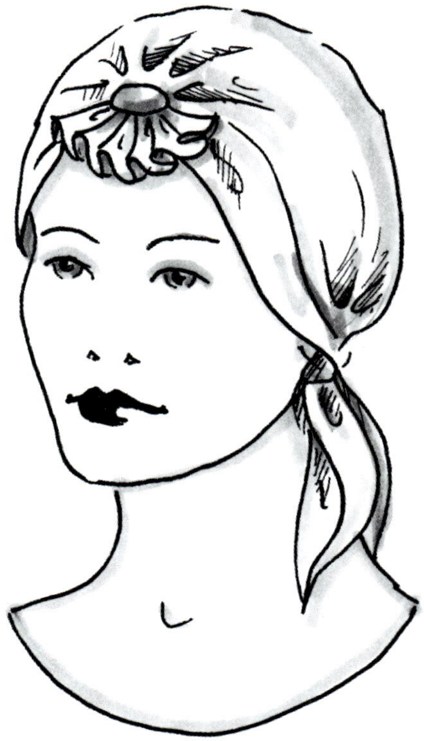

1

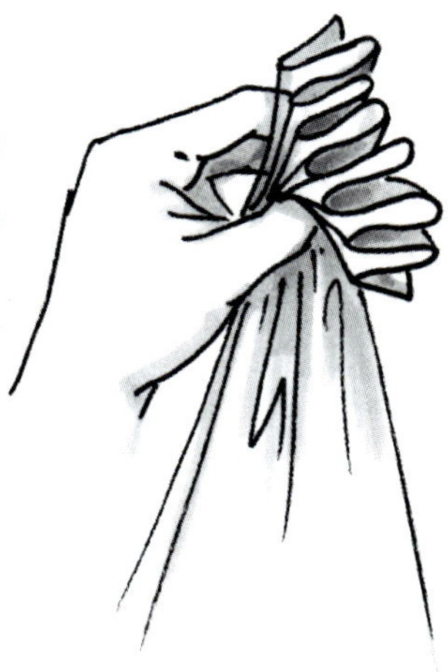

2

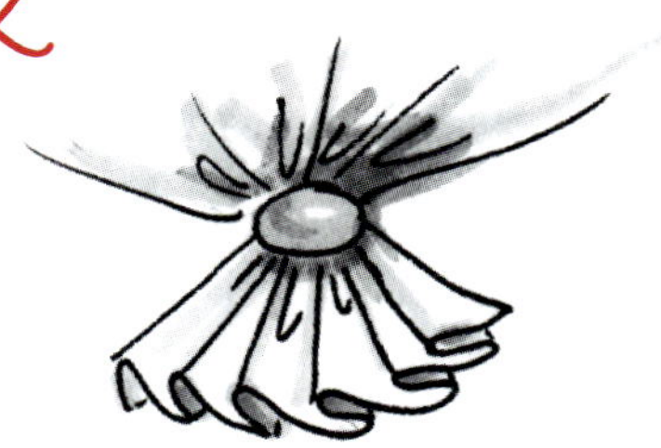

Windabweiser
geschützt

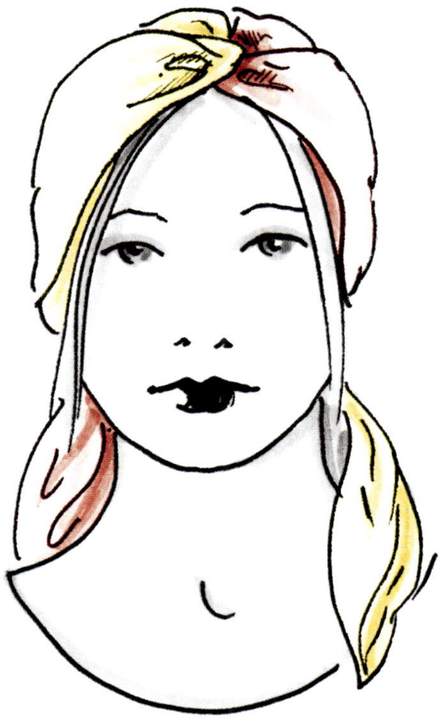

Sie benötigen zwei kleine Tücher. Legen Sie diese zur Krawatte ca. 10 cm breit.

- Legen Sie beiden Tücher kreuzweise übereinander.
- Heben Sie das untere Tuch an. Beide Tücher verschlingen sich umeinander. Legen Sie sich die verschlungenen Tücher um den Kopf.
- Führen Sie alle vier Enden durch eine Tuchspange und schließen sie diese.
- Ziehen Sie die Tücher breit, sodass der ganze Hinterkopf bedeckt ist. Sie bekommen so einen kleidsamen Turban.

TIPP! *Sie können die Enden des Tuches auch im Nacken verknoten. Dieser Turban ist bestimmt sehr praktisch für die Ferien oder windige Schiffsreisen.*

1

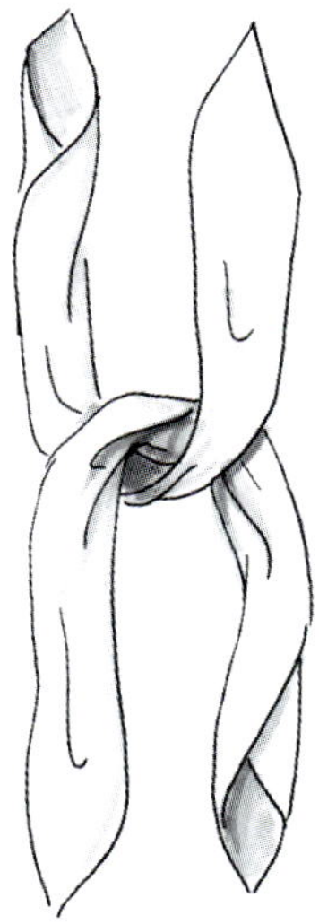

2

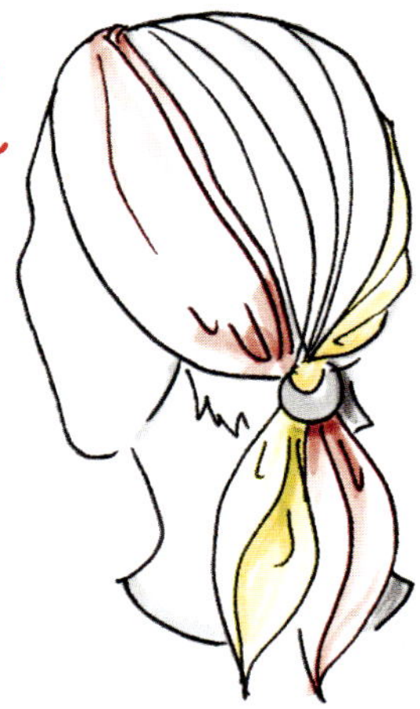

3

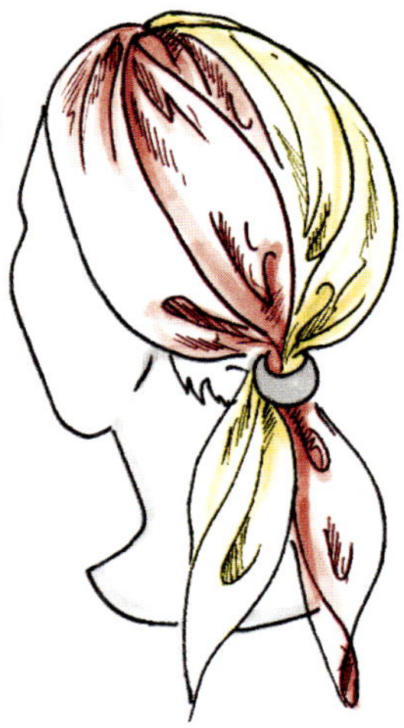

Märchenfee
geheimnisvoll

- Legen Sie Ihr Tuch zum Dreieck.
- Führen Sie es von hinten über den Kopf. Die Spitze ist vorne an der Stirn.
- Verknoten Sie die seitlichen Zipfel über der Spitze.
- Ziehen Sie die Spitze über den Knoten und um den Knoten herum.

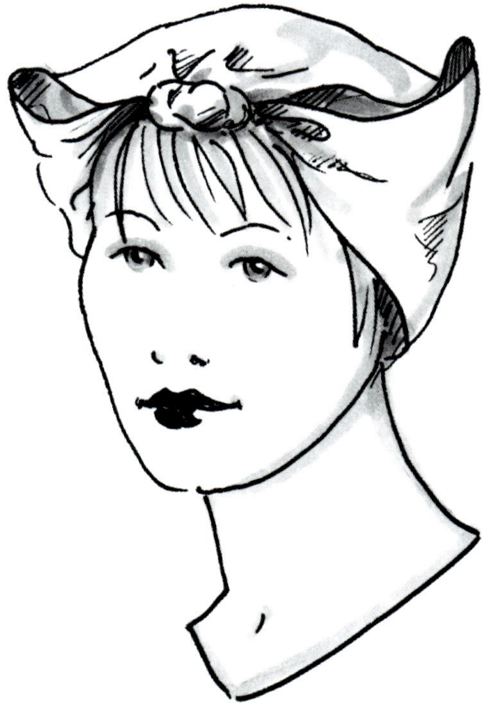

1

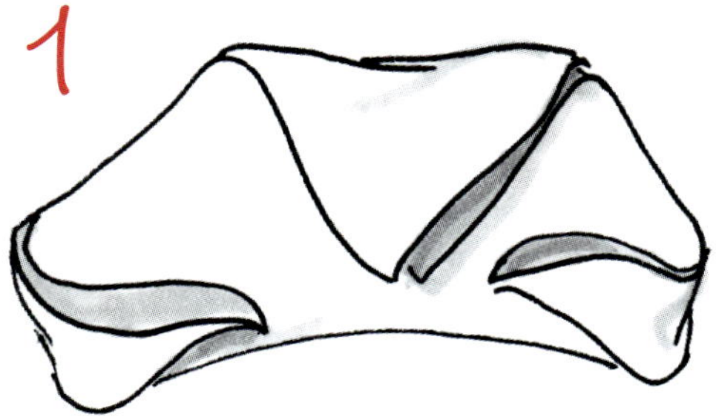

2

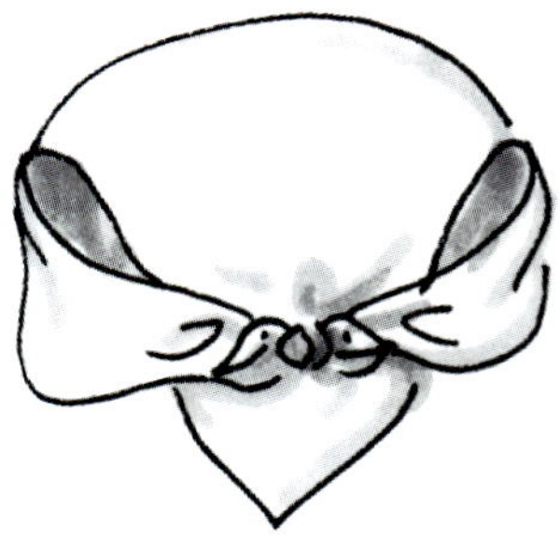

3

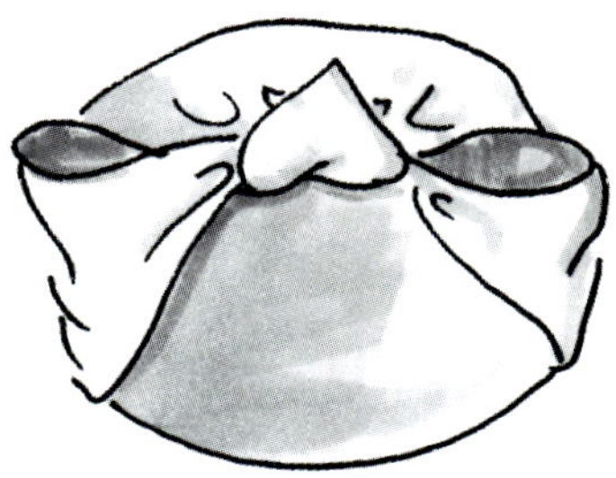

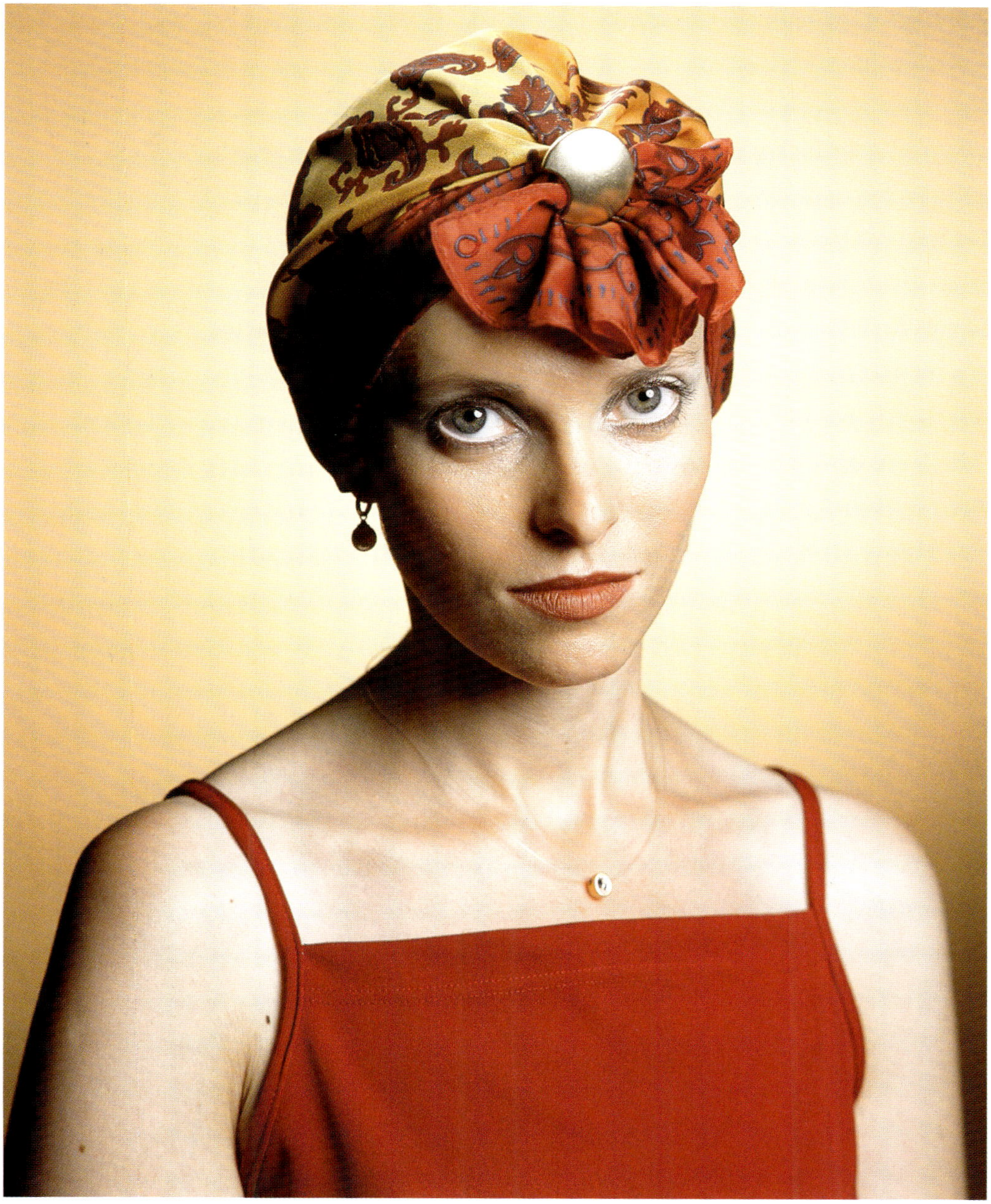

TIPP!

Verkleiden Sie sich mit TAUSEND UND EINE NACHT. Wie es geht finden Sie auf Seite 62.

Haarideen

Witwe Bolte

märchenhaft

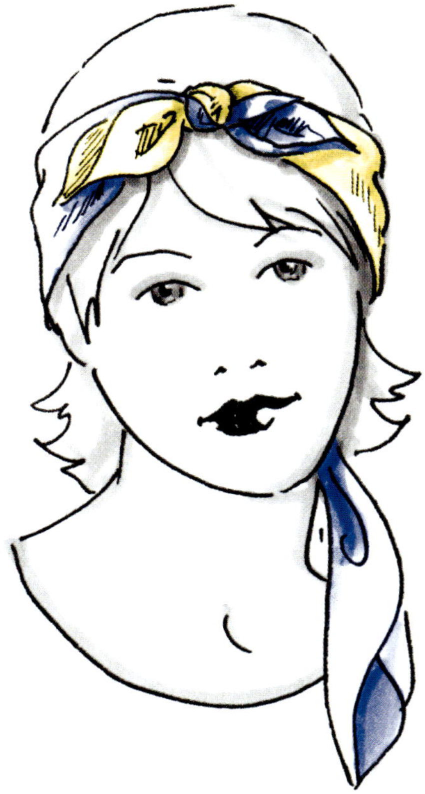

Frei nach Wilhelm Busch. Wie hat Witwe Bolte ihr Tuch um den Kopf gebunden? Sicherlich hatte sie ihren ganz eigenen Weg. Möglicherweise hat sie ein großes Tuch benutzt. Mit zwei Nickitüchern ginge es so.

- Legen Sie zwei Tücher je zu Krawatten. Verknoten Sie die Krawatten miteinander.
- Legen Sie sich die verknoteten Krawatten um den Kopf.
- Verbinden Sie die Enden im Nacken mit dem Grundknoten.
- Zupfen Sie vorne die hervorstehenden Zipfel dekorativ zurecht.

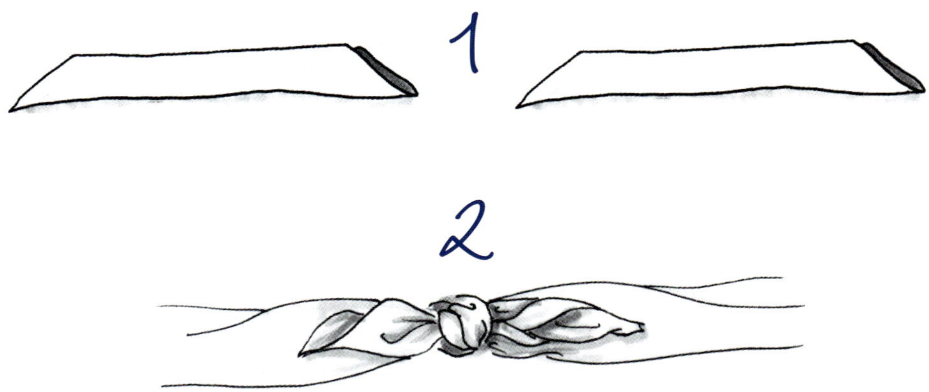

Zweifarbiges Haarband

Idee für zwei Tücher

- Legen Sie zwei Tücher je zu Krawatten.
- Legen Sie die Tücher kreuzweise übereinander und heben Sie ein Tuch hoch. Die Tücher verschlingen sich miteinander.
- Legen Sie sich die Tücher mit dem verschlungenen Ende vorne um den Kopf.
- Verknoten Sie die Enden im Nacken.

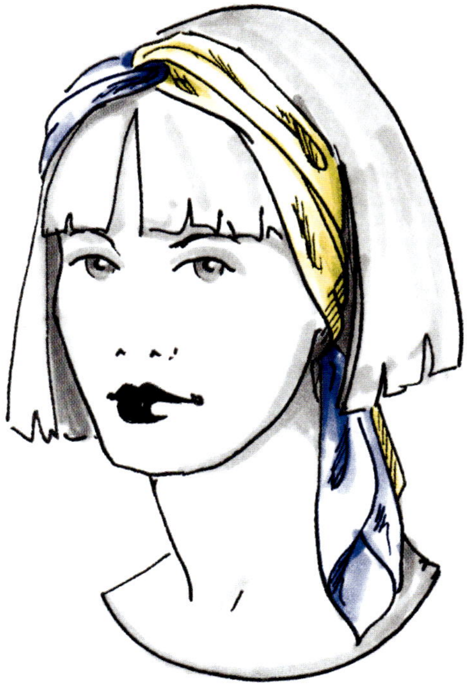

1

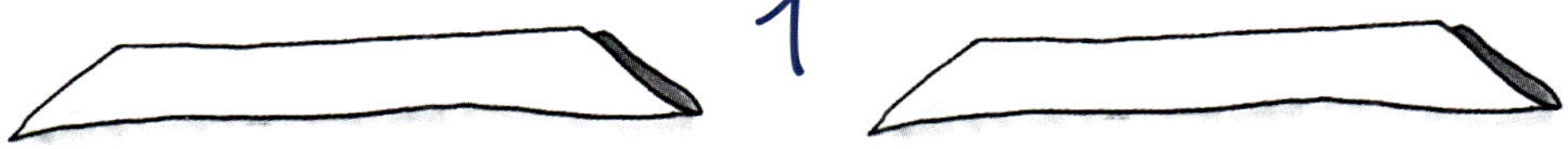

2

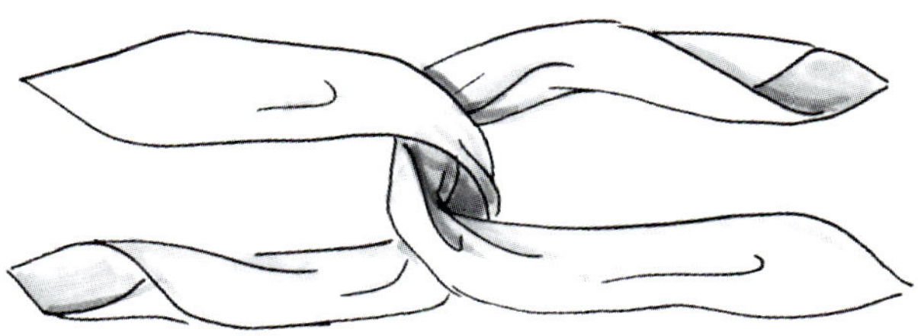

Schneckenhaus
ein Blickfang

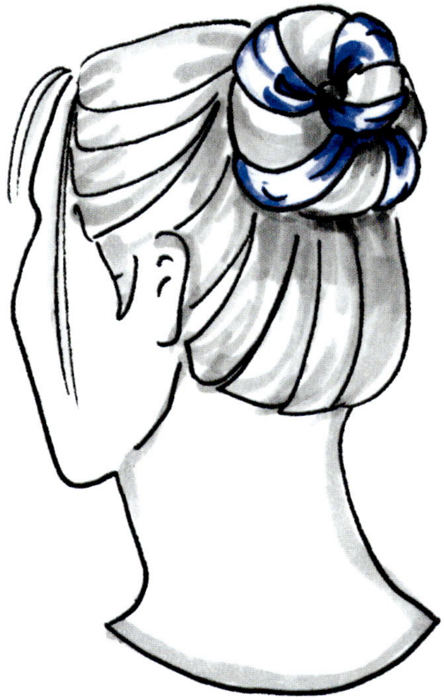

- Binden Sie Ihre Haare zum Pferdeschwanz.
- Legen Sie ein Tuch zum Dreieck und dann zur Krawatte.
- Verknoten Sie das Band am Haaransatz fest.
- Nun drehen Sie das Tuch und die Haare zur Kordel und anschließend zur Schnecke.
- Alles gut mit Haarnadeln feststecken.

1

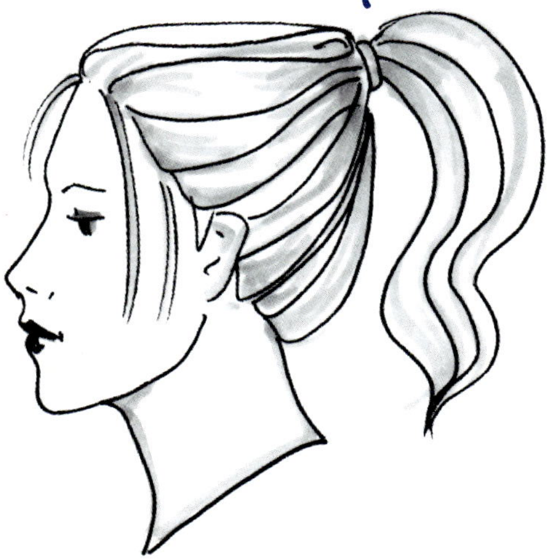

2

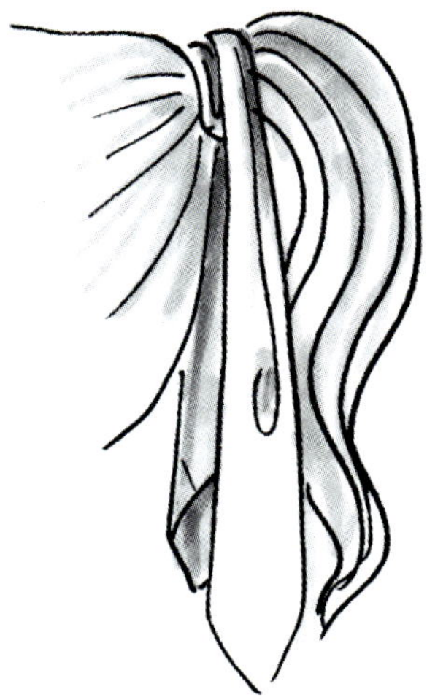

3

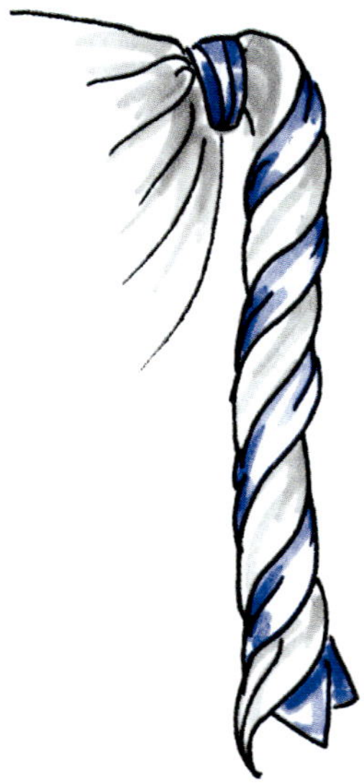

Ballerina
elegant

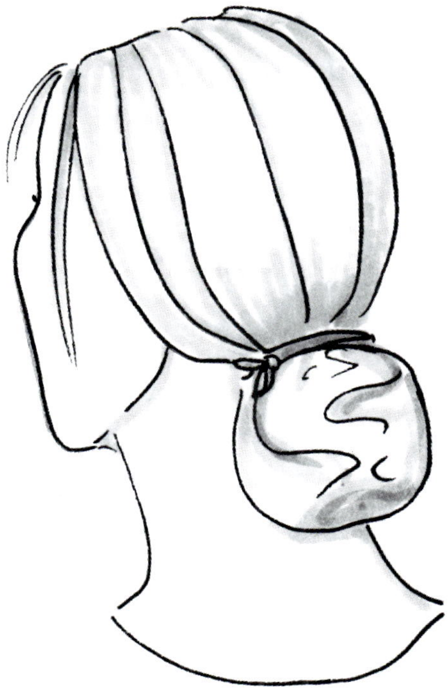

- Befestigen Sie die Haare im Nacken.
- Legen Sie das Tuch zum Dreieck und um die Haaransatzstelle herum.
- Nun fangen Sie Ihre Haar mit dem Tuch wie in einem Säckchen auf.
- Führen die Zipfel so oft es geht um die Ansatzstelle und verknoten diese dann fest miteinander.

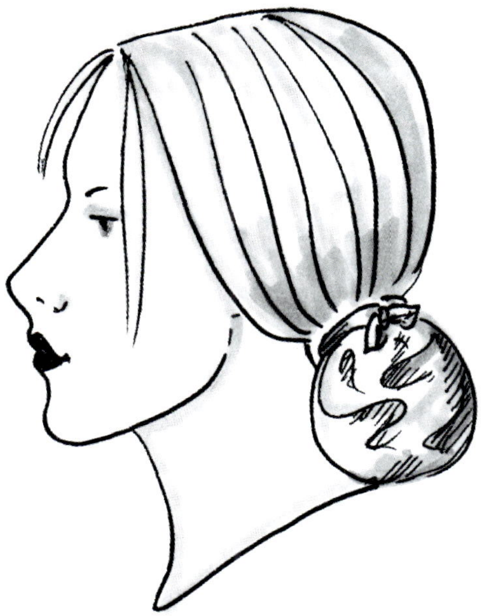

TIPP!

Für abends: Besorgen Sie sich ein elastisches Perlennetz und ziehen Sie dieses über den Haarknoten.

Kordel
jugendlich

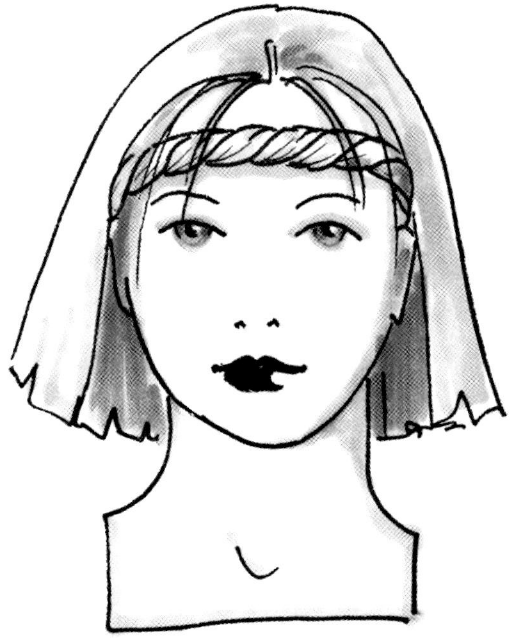

- Legen Sie Ihr Tuch zum Dreieck.
- Verdrehen Sie es zu einer Kordel und binden Sie sich diese wie ein Haarband in die Haare oder von vorne über die Stirn.
- Verknoten Sie die Enden am Hinterkopf.

Perlenkordel
raffiniert

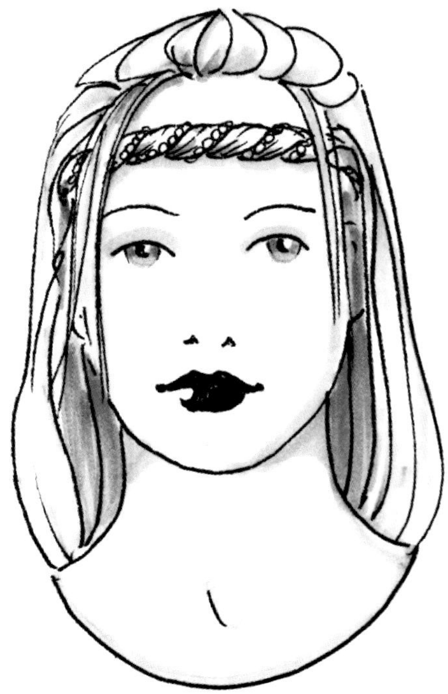

- Legen Sie Ihr Tuch zum Dreieck.
- Drehen Sie das Tuch zur Kordel.
- Führen Sie eine Perlenkette oder andere Kette um die Tuchkordel und binden Sie sich diese ins Haar.

Zum Schmunzeln

individuell

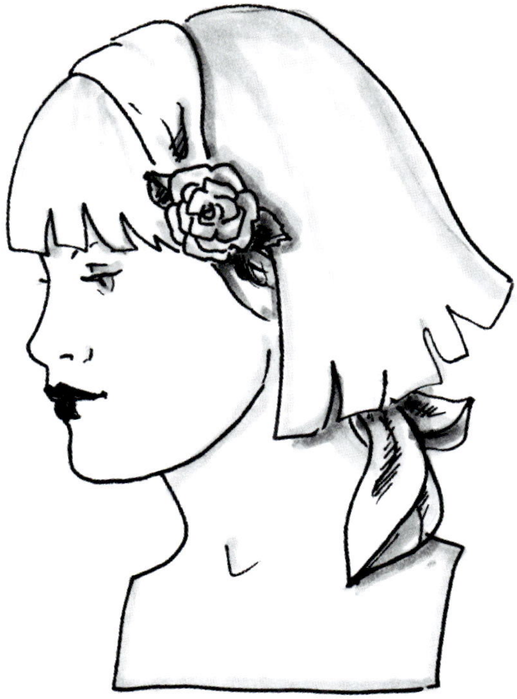

Im Haus findet sich sicherlich ein winziges Accessoire, wie eine künstliche Blume, ein paar Federn, ein winziger Teddy. Umwickeln Sie das Accessoire mit einem biegsamen Pfeifenputzer.

- Legen Sie Ihr Tuch zur Krawatte, befestigen Sie das Accessoire mit dem Pfeifenputzer in der Mitte und binden Sie sich Ihre Kreation um den Kopf.

Das freundliche Lächeln ihrer Mitmenschen ist Ihnen gewiss.

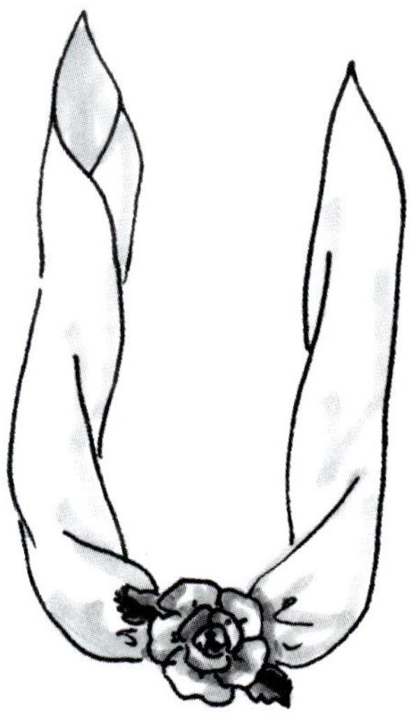

Pinsel
sportlich

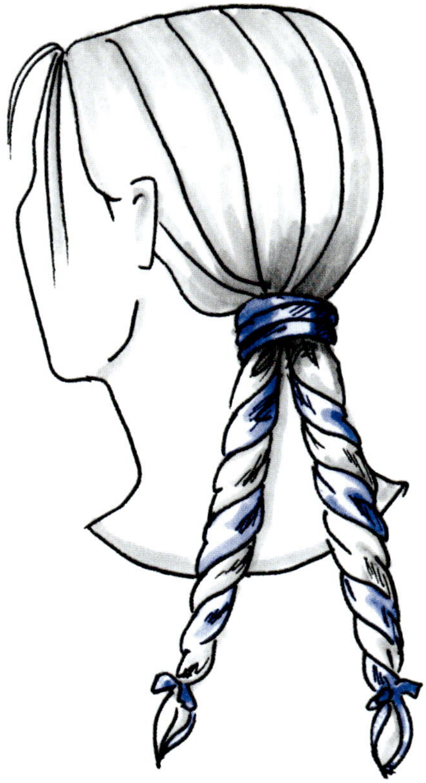

- Legen Sie Ihr Tuch zum Dreieck und rollen sie es zur Krawatte.
- Verknoten Sie Ihre Haare im Nacken.
- Binden Sie die Krawatte am Haaransatz fest und teilen Sie die Haare in zwei Strähnen.
- Umwickeln Sie jede Strähne jeweils mit einem Tuchende.
- Verknoten Sie das Tuch am Schluss mit sich selbst.

Motorradbraut
windfest

- Legen Sie Ihr Tuch zum Dreieck. Anschließend rollen Sie es zur Kordel.
- Befestigen Sie die Haare im Nacken mit einem Haargummi.
- Führen Sie das Tuch zweimal am Haaransatz herum und verknoten Sie es fest im Nacken.

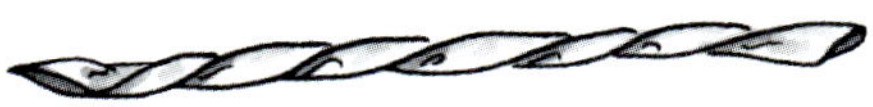

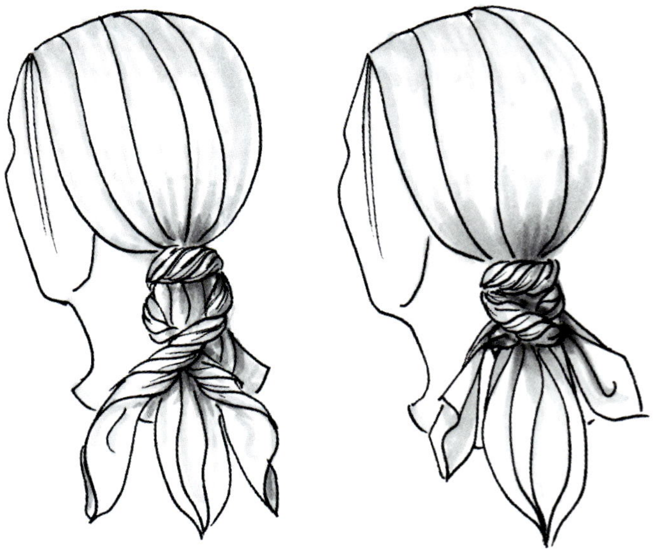

Schleife
festlich

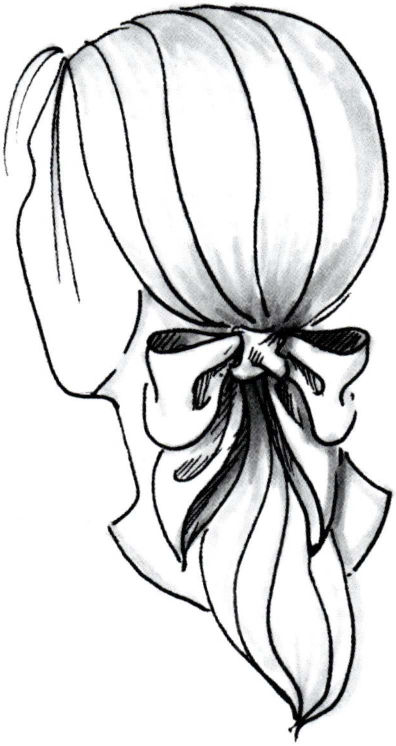

- Legen Sie Ihr Tuch zum Dreieck und anschließend zur Krawatte.
- Binden Sie Ihr Haar zum Pferdeschwanz oder im Nacken am Haaransatz zusammen.
- Verknoten Sie das Tuch um das Haar mit einer dekorativen Schleife.

Tuchzopf
beschwingt

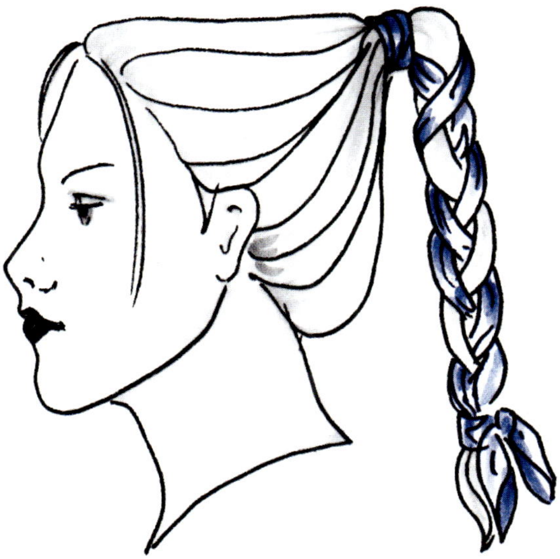

- Legen Sie Ihr Tuch zum Dreieck und rollen Sie es anschließend zur Kordel.
- Binden Sie Ihre Haare zum Pferdeschwanz. Teilen Sie den Pferdeschwanz in drei Haarsträhnen und nehmen Sie bei zwei Strähnen jeweils ein Tuchende mit dazu.
- Flechten Sie nun diese drei Strähnen zum Zopf. Befestigen Sie den Zopf im unteren Teil mit einem Haargummi und verknoten sie die Tuchenden dekorativ über dem Haargummi, so dass dieses verdeckt ist.

Zweierlei
flatternd

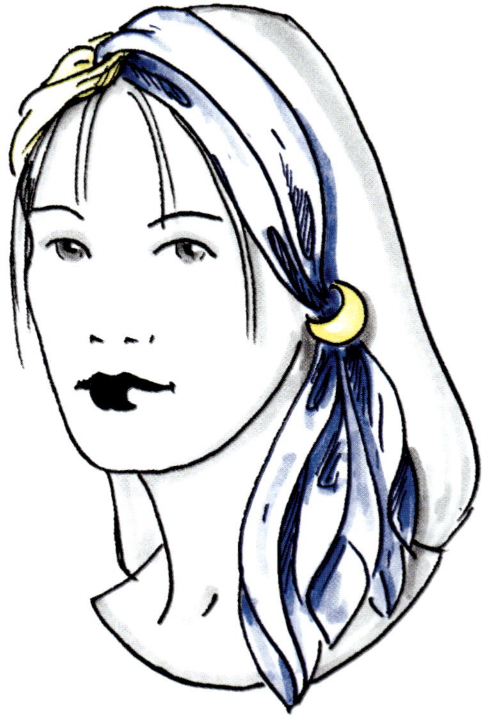

Sie benötigen zwei kleine Tücher. Legen Sie diese zur Krawatte ca. 10 cm breit. Legen Sie beiden Tücher kreuzweise übereinander.

- Heben Sie das untere Tuch an. Beide Tücher verschlingen sich umeinander.
- Legen Sie sich die verschlungenen Tücher um den Kopf.
- Führen Sie alle vier Enden durch eine Tuchspange und schließen sie diese.

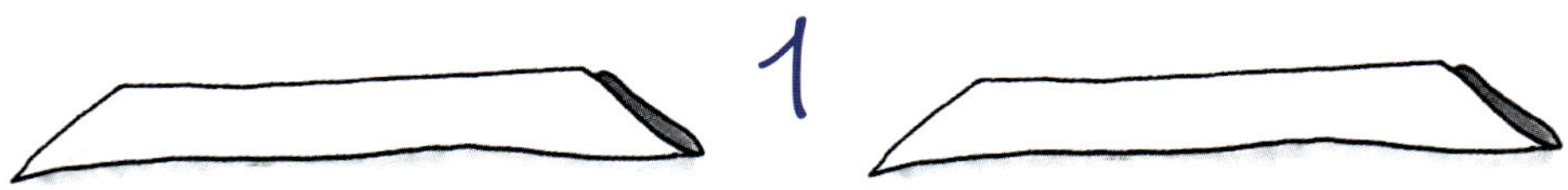

2

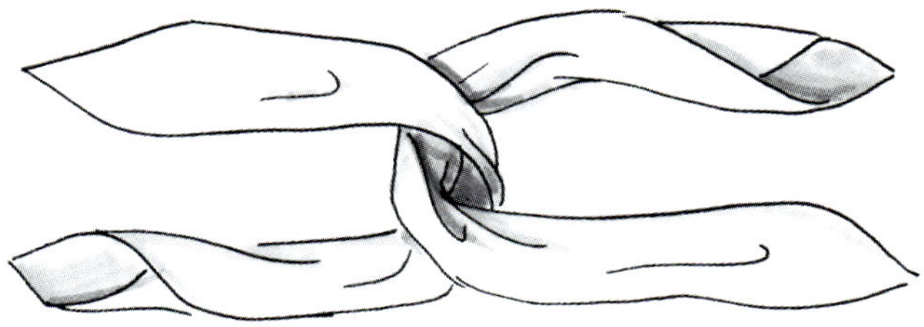

Haarreif

brilliant

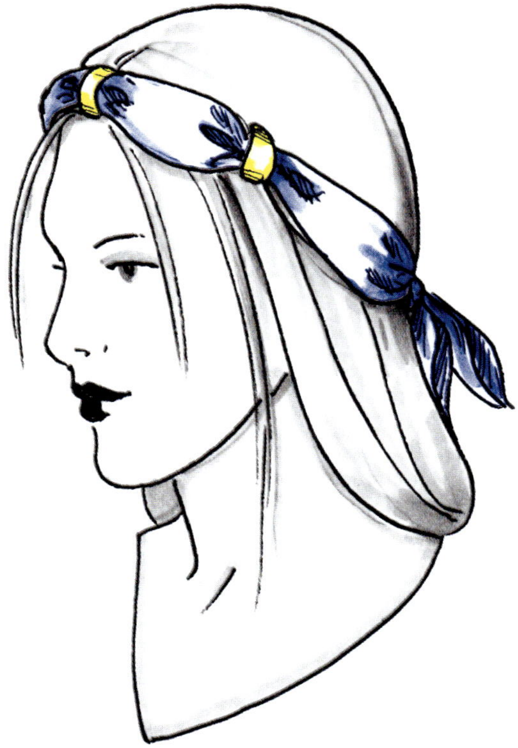

Sie benötigen 3 Ringe.

- Legen Sie ein Tuch zur Krawatte und legen Sie es von hinten um den Kopf.
- Kreuzen Sie nacheinander vorne die Enden durch jeden der drei Ringe.
- Verschieben Sie die Ringe nach Belieben.

1

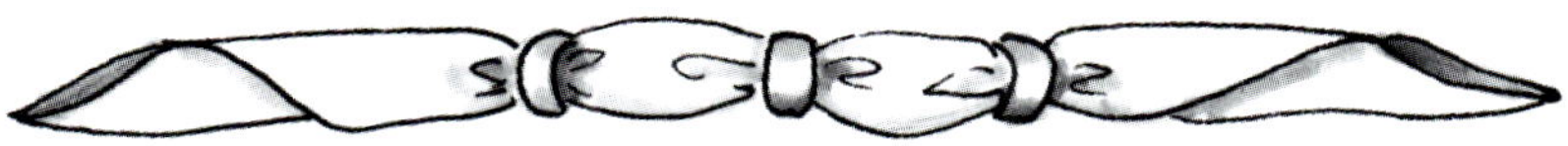

2

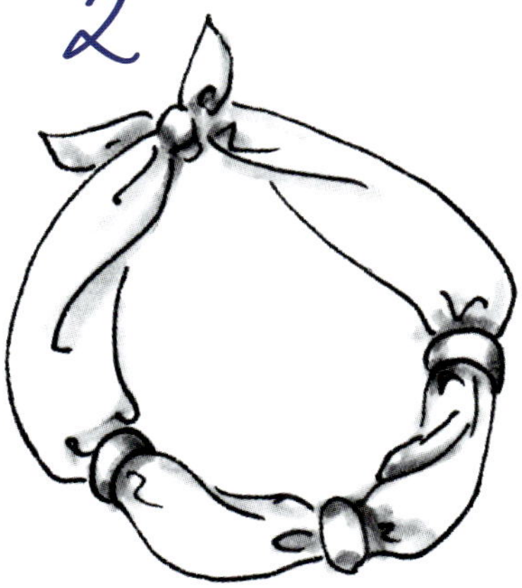

Nickitücher als Accessoires

Handtasche
windschnittig

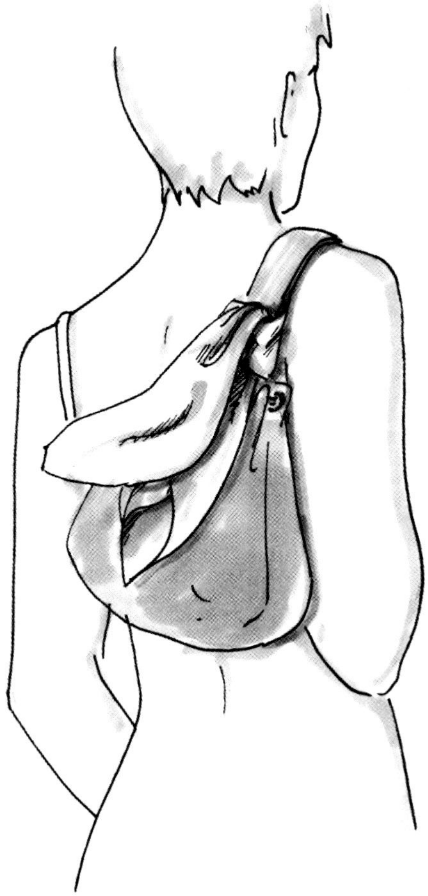

- Legen Sie Ihr Tuch zum Dreieck.
- Rollen Sie es zur Kordel.
- Binden Sie es am Riemen Ihrer Handtasche fest.

Es wird lustig im Takt ihres Ganges flattern.

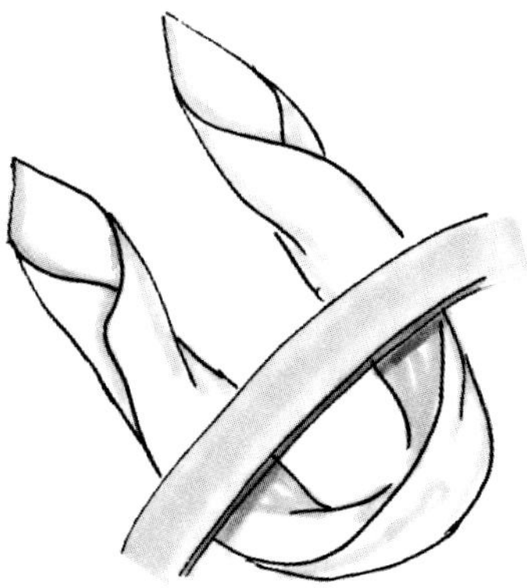

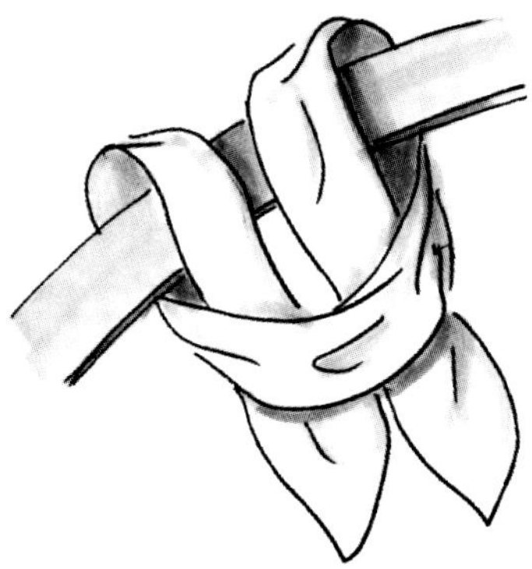

Gürtel
Blickfang

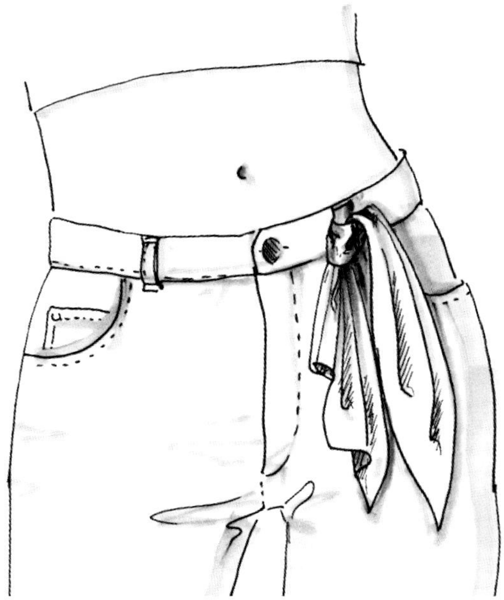

- Verknoten Sie das Tuch lässig und pfiffig an einer Gürtelschlaufe.

Krimskrams
praktisch

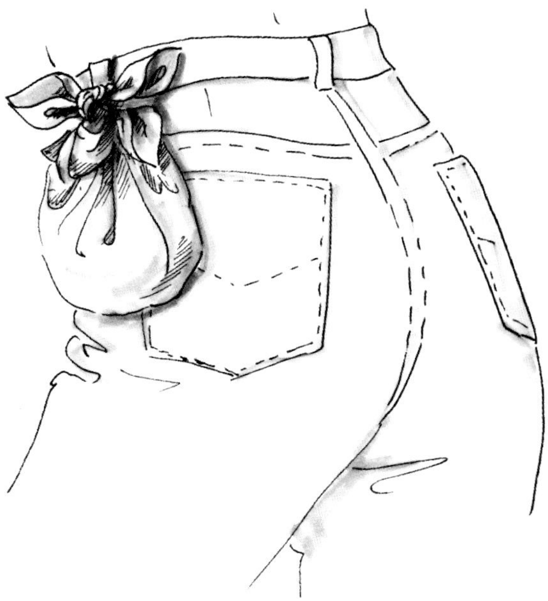

- Fassen Sie zwei gegenüberliegende Zipfel ihres Tuches und verknoten sie diese zweimal miteinander.
- Verknoten Sie nun die anderen beiden Zipfel über dem ersten.

Sie bekommen einen kleinen Beutel, den Sie nach Belieben mit Kleinigkeiten wie einem Lippenstift, Schlüssel, Taschentuch etc. füllen.

- Befestigen Sie den Beutel an einer ihrer Gürtelschlaufen.

Hutideen

kreativ

Verschönern Sie einen einfachen Hut mit einem Tuch. Die Zeichnungen sollen als Anregung dienen.

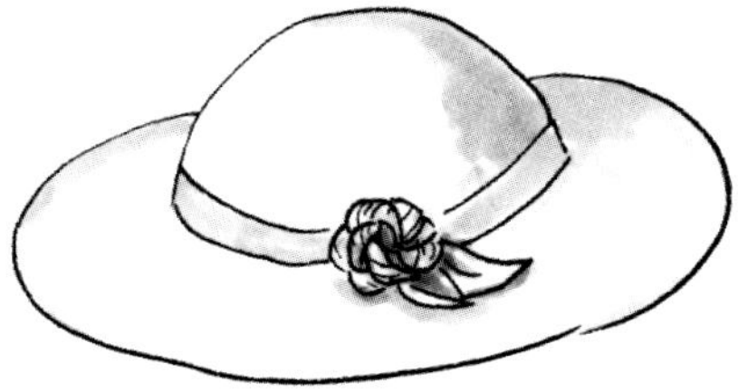

Mit einer Rose

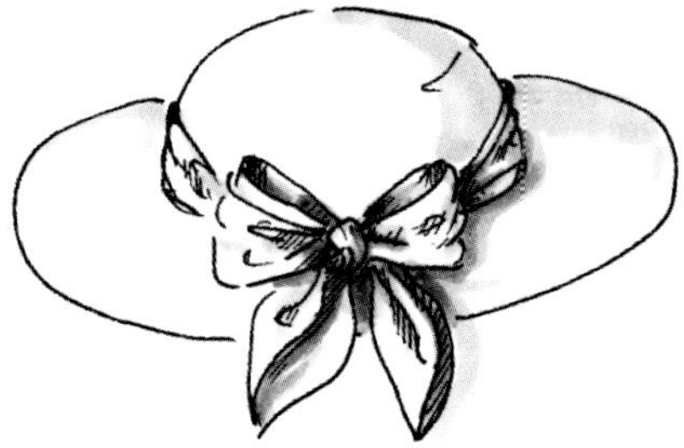

Mit einer dekorativen Schleife

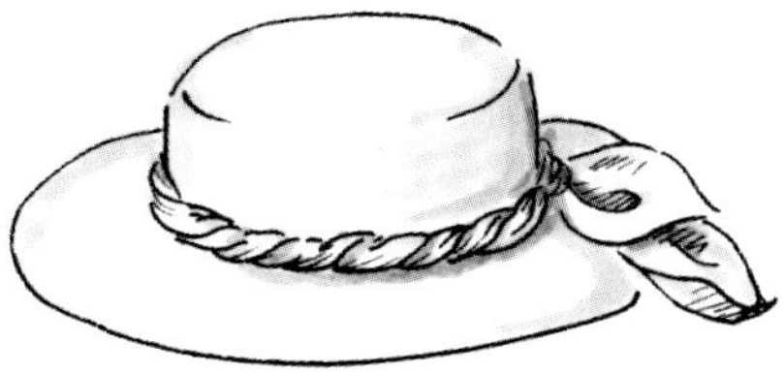

Mit einem Tuch zur Kordel gedreht

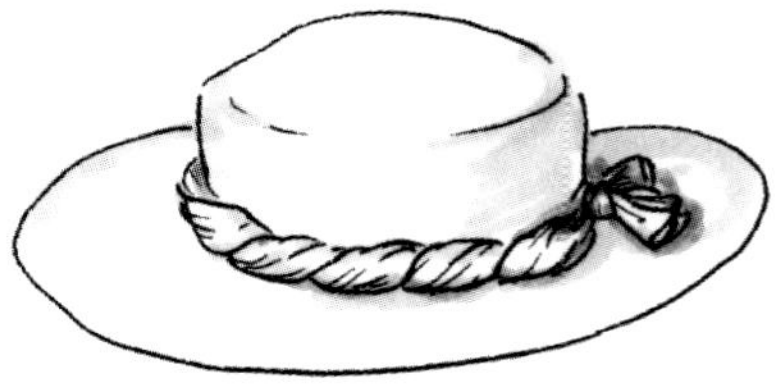

Mit zwei farblich harmonierenden Tüchern zur Kordel gedreht

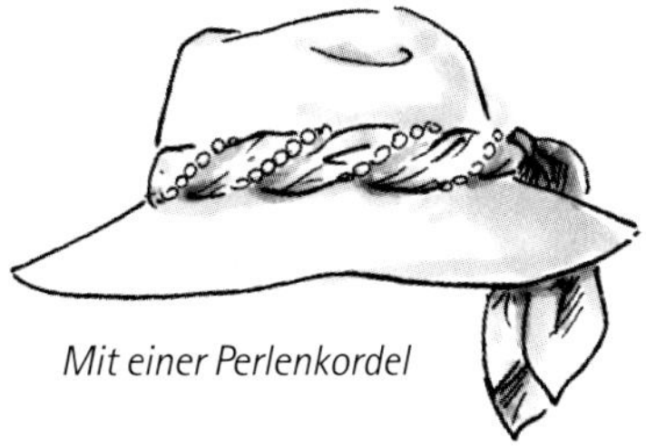

Mit einer Perlenkordel

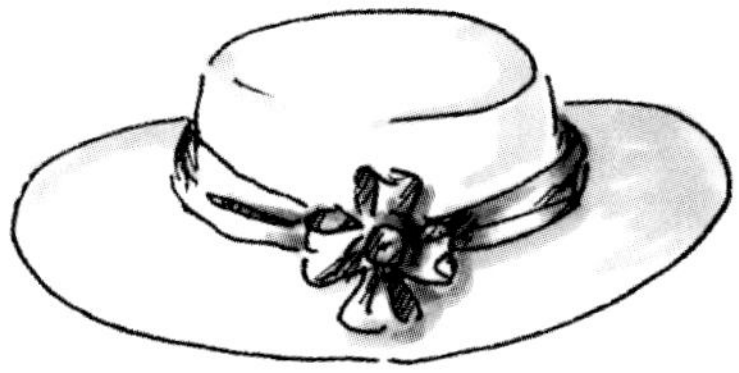

Mit einer Rosette

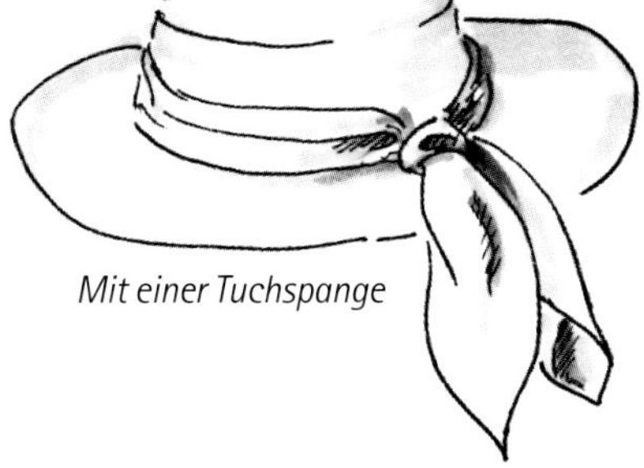

Mit einer Tuchspange

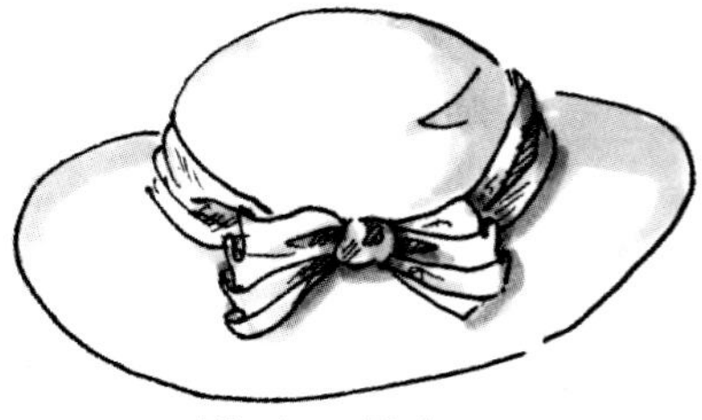

Mit einem Fächer

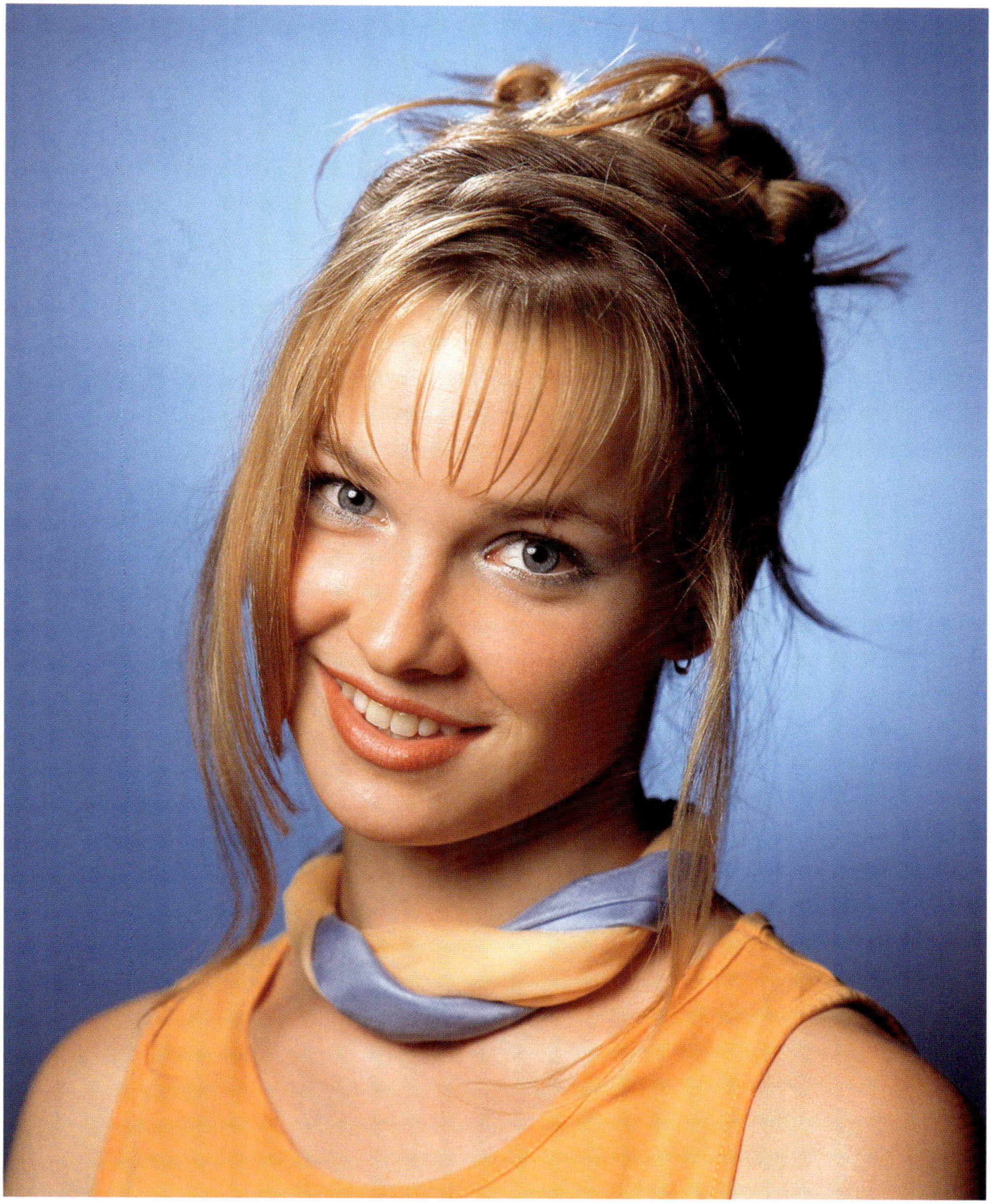

TIPP!

Die jugendliche ZWEIFARBIGE KORDEL ist ein Blickfang. Die Anleitung finden Sie auf Seite 32.

Einstecktuch
vorwitzig

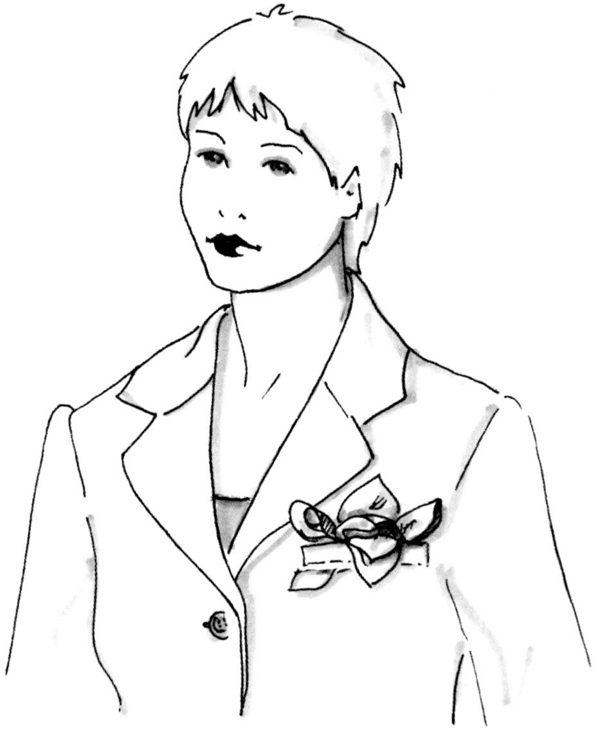

Verwenden Sie Ihr Nickituch als Einstecktuch.

- Halbieren Sie zunächst Ihr Tuch zum Rechteck und dann noch einmal zum Viereck.
- Fassen Sie das Tuch im Zentrum und lassen Sie die vier losen Enden locker auseinanderfallen.
- Schlagen Sie die Spitze des Zentrums soweit hoch, dass das Tuch die richtige Größe erhält.
- Drapieren Sie das Tuch dekorativ in der Brusttasche und lassen Sie die Enden leger und pfiffig herausragen.

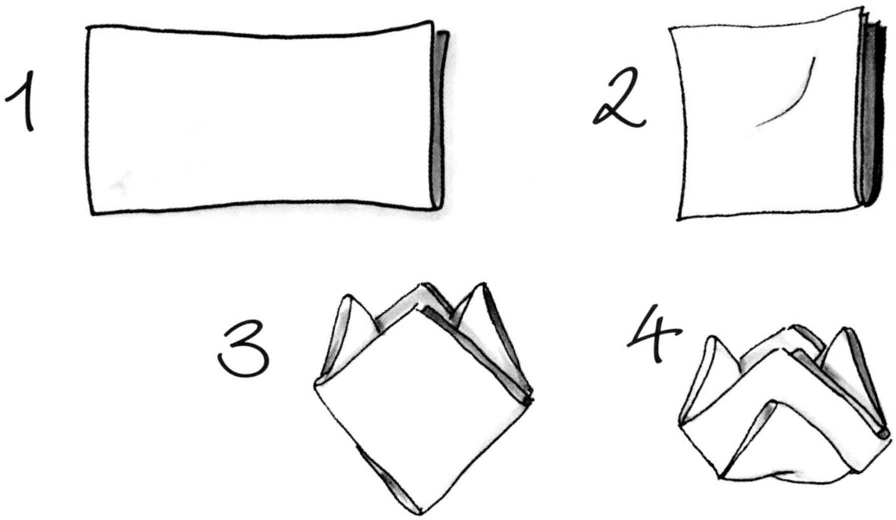

Ansteckuch
attraktiv

- Falten Sie das Tuch zur Hälfte und noch einmal zur Hälfte.
- Fassen Sie Ihr Tuch im Zentrum. Lassen Sie die Enden locker auseinanderfallen und stecken Sie es sodann mit der Zentrumsspitze nach oben am Revers oder als Brusttuch mit einer Nadel oder Brosche fest.

Die Enden fallen locker nach unten.

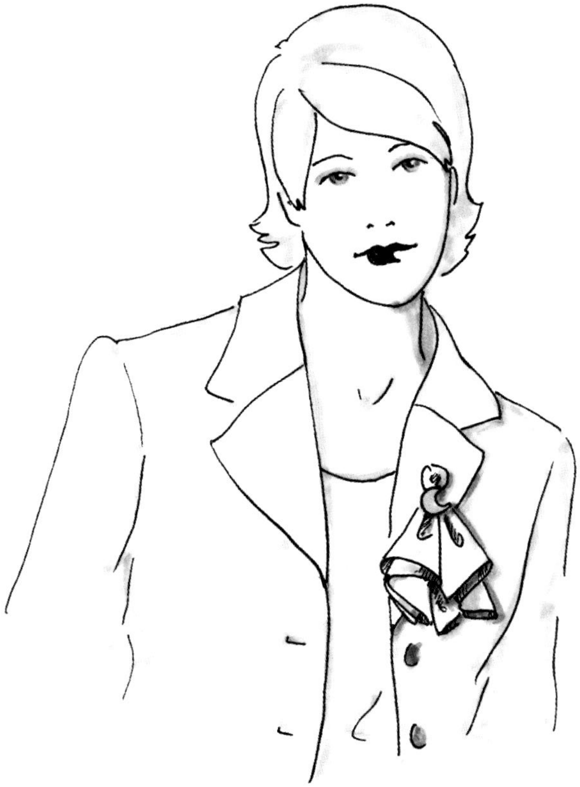

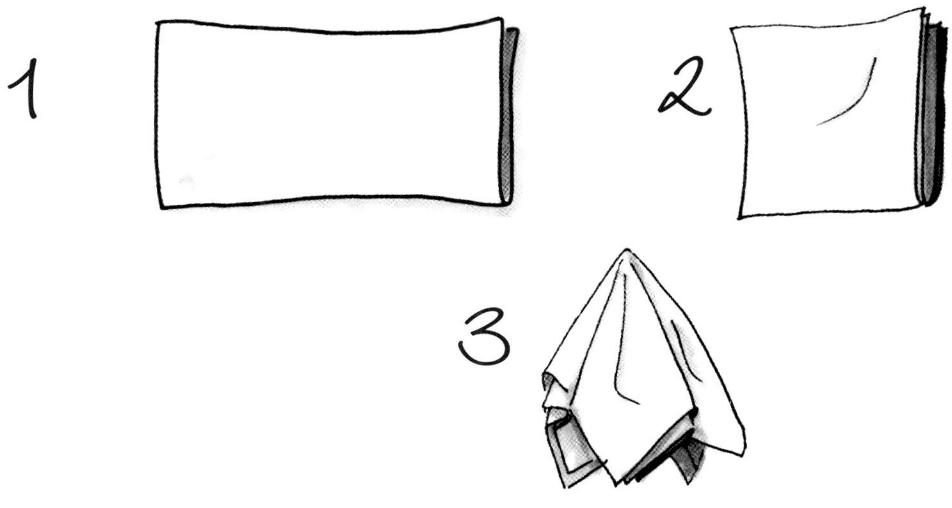

Tüte
gekonnt

- Legen Sie Ihr Tuch zum Dreieck.
- Schlagen Sie die linke Seite hinüber zur rechten und die rechte hinüber zur linken. Es ergibt sich ein Tüte.
- Schlagen Sie die Zentrumsspitze hoch und stecken Sie das Tuch in Ihre Brusttasche.

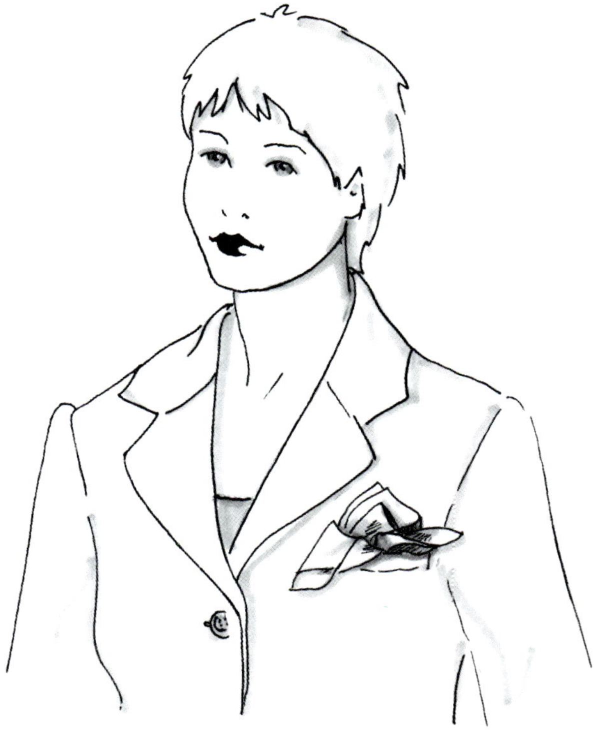

1

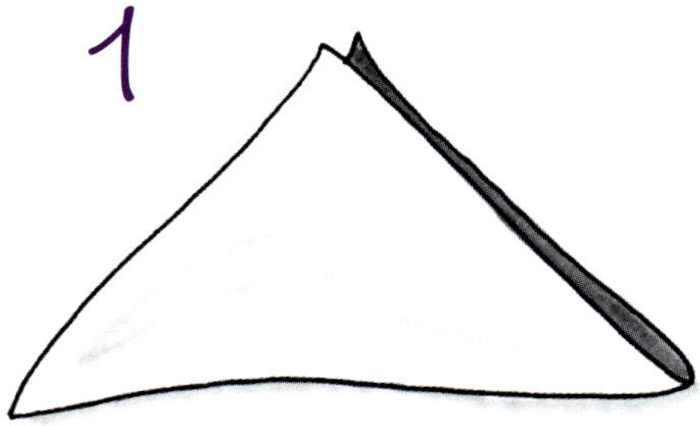

2

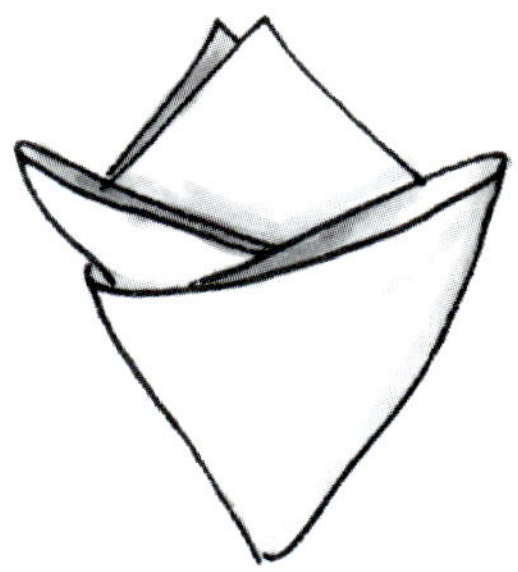

3

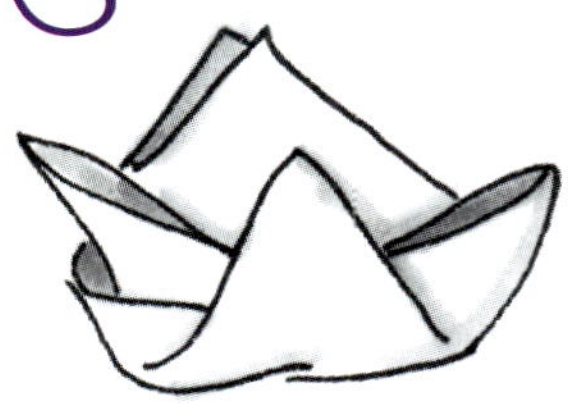

Schiffsschraube

quirlig

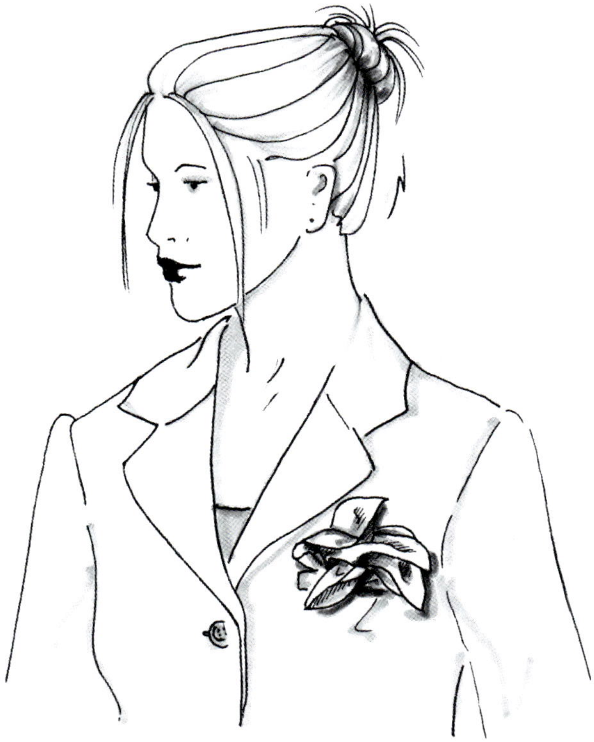

- Fassen Sie Ihr Tuch im Zentrum und machen Sie in die Mitte einen einfachen kleinen Knoten.
- Stecken Sie sich das Tuch mit dem Knoten in die Brusttasche.

1

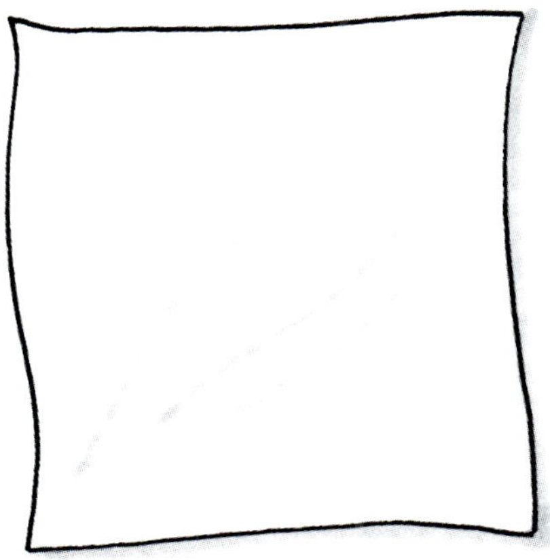

2 3

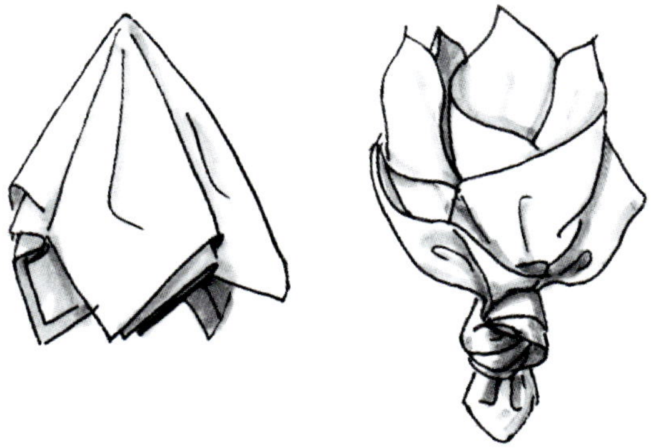

TIPP!

Stecken Sie das Tuch unterhalb des Knotens ans Revers oder als Blickfang in Höhe der Brusttasche fest.

TIPP!

Legen Sie Ihr Tuch ziehharmonikaartig zum Band und binden Sie eine Rose. Die Rosenblätter sind dann nicht spitz zulaufend, sondern gerade gekräuselt.

Ansteckrose
blumig

- Legen Sie Ihr Tuch zum Dreieck und rollen Sie es anschließend zur festen Kordel.
- Halbieren Sie die Kordel. Die Enden drehen sich automatisch weiter umeinander, bis sie eine Schnecke gebildet haben.
- Schieben Sie die Enden durch die Schlinge und zupfen Sie diese als Rosenblätter dekorativ zurecht.
- Stecken Sie sich die Rose ans Revers.

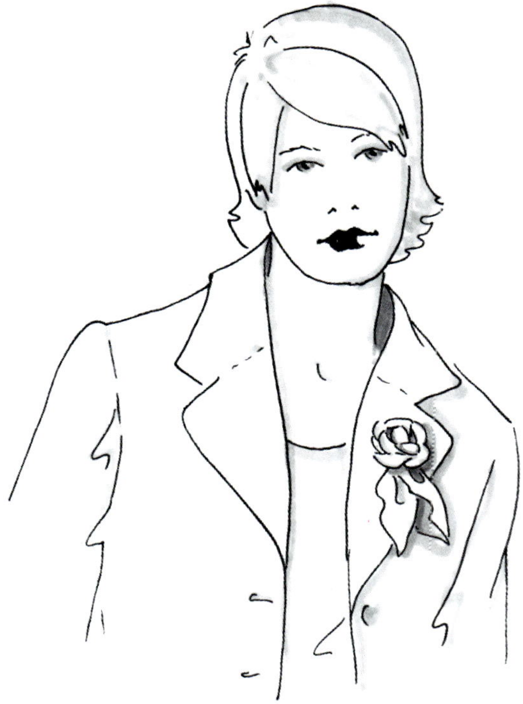

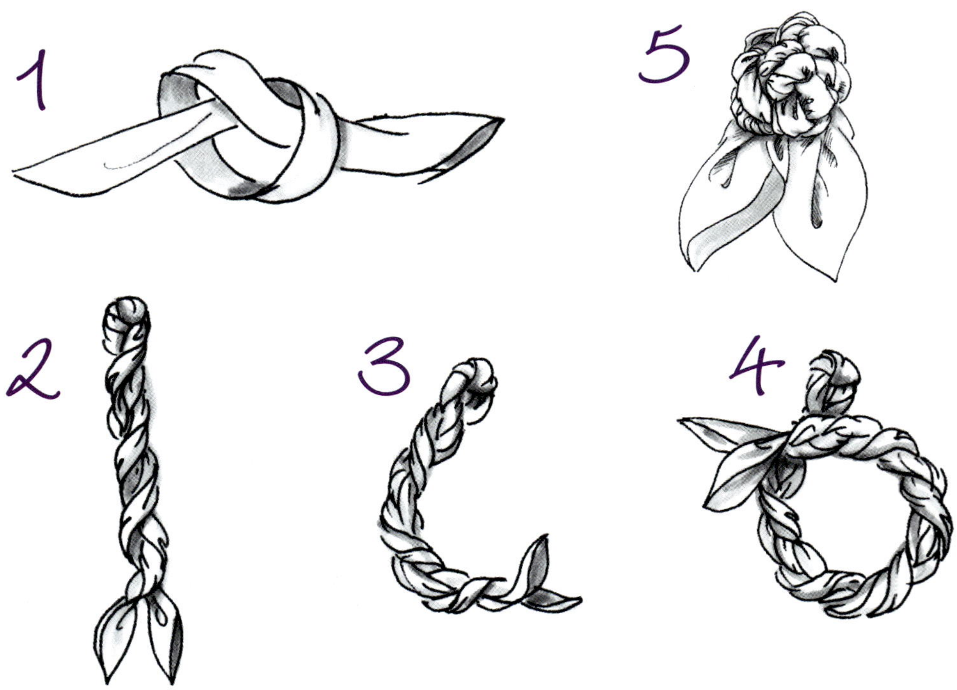

Magnet
anziehend

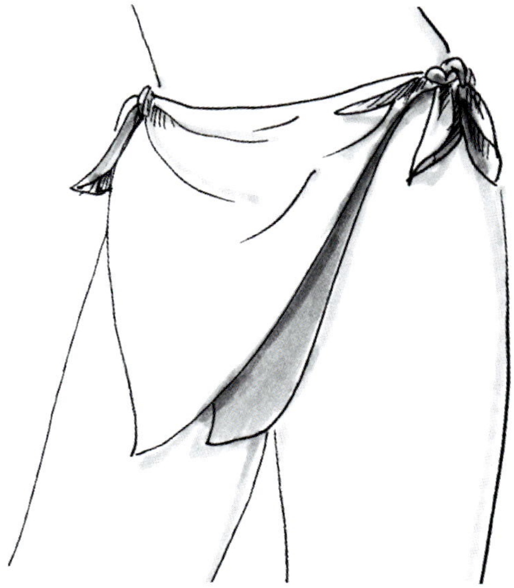

- Legen Sie zwei Tücher je zum Dreieck.
- Binden Sie sich die Tücher um die Taille. Die Knoten liegen auf den Hüften. Eine Tuchspitze hängt lässig vor dem Bauch, die zweite hinten herunter.

TIPP!

So bekommen Sie garantiert magnetische Aufmerksamkeit.

Bikini
luftig

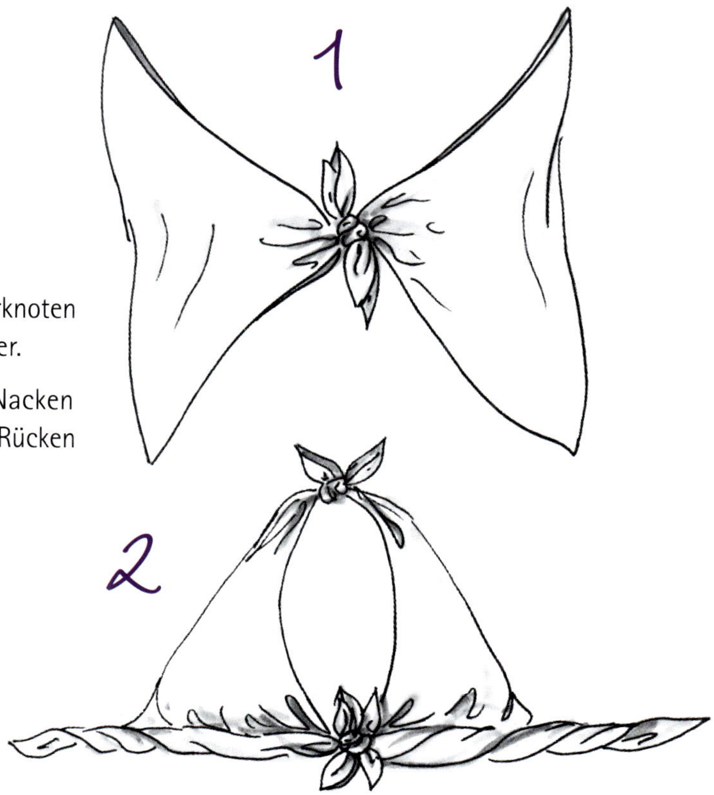

Sie benötigen zwei Nickitücher.

- Legen Sie beide zum Dreieck. Verknoten sie die beiden Spitzen miteinander.
- Zwei seitliche Zipfel nun zum Nacken führen und die anderen beiden im Rücken verknoten.

KAPITEL 6

Accessoires

Bikini

anziehend

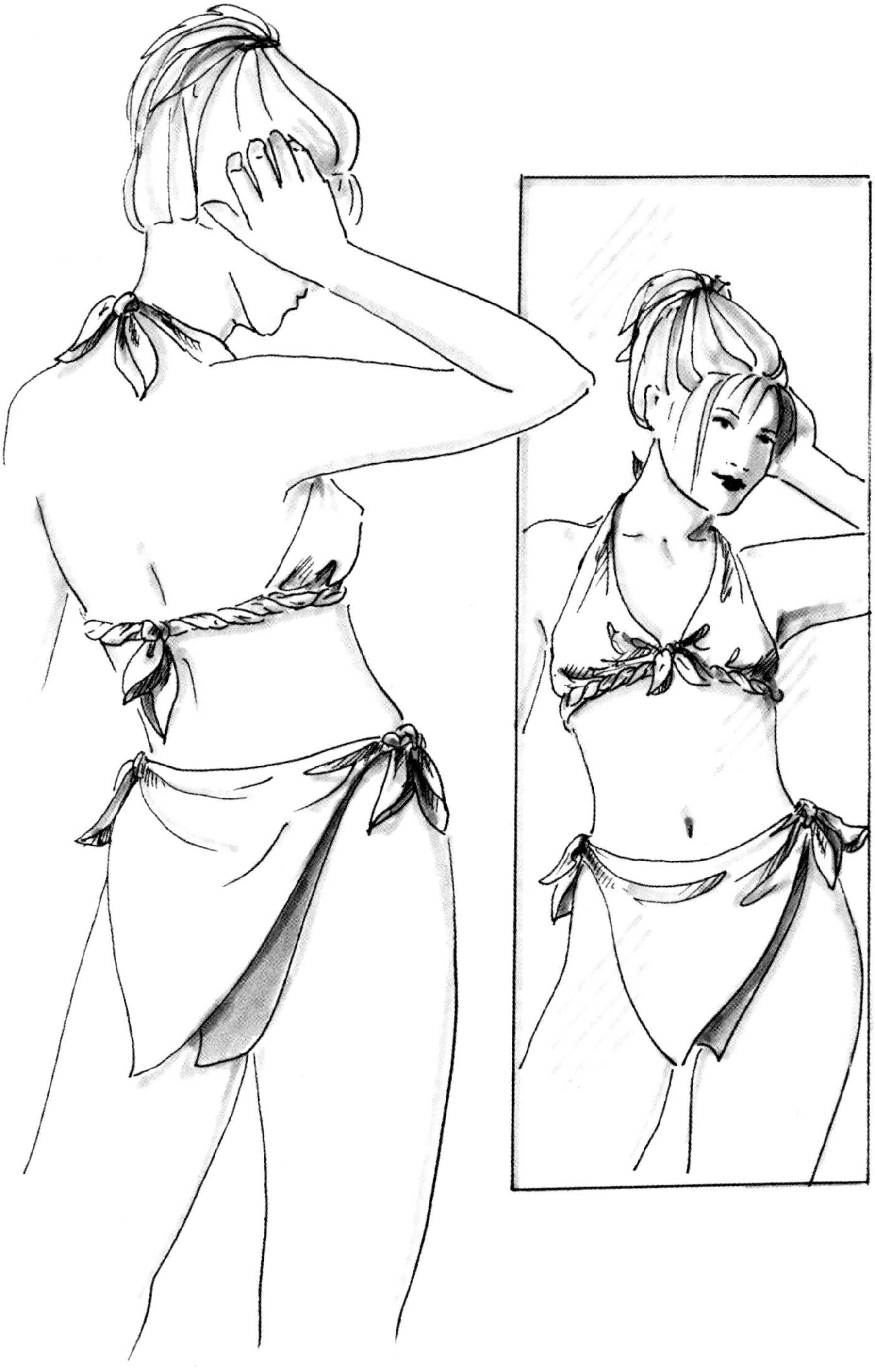

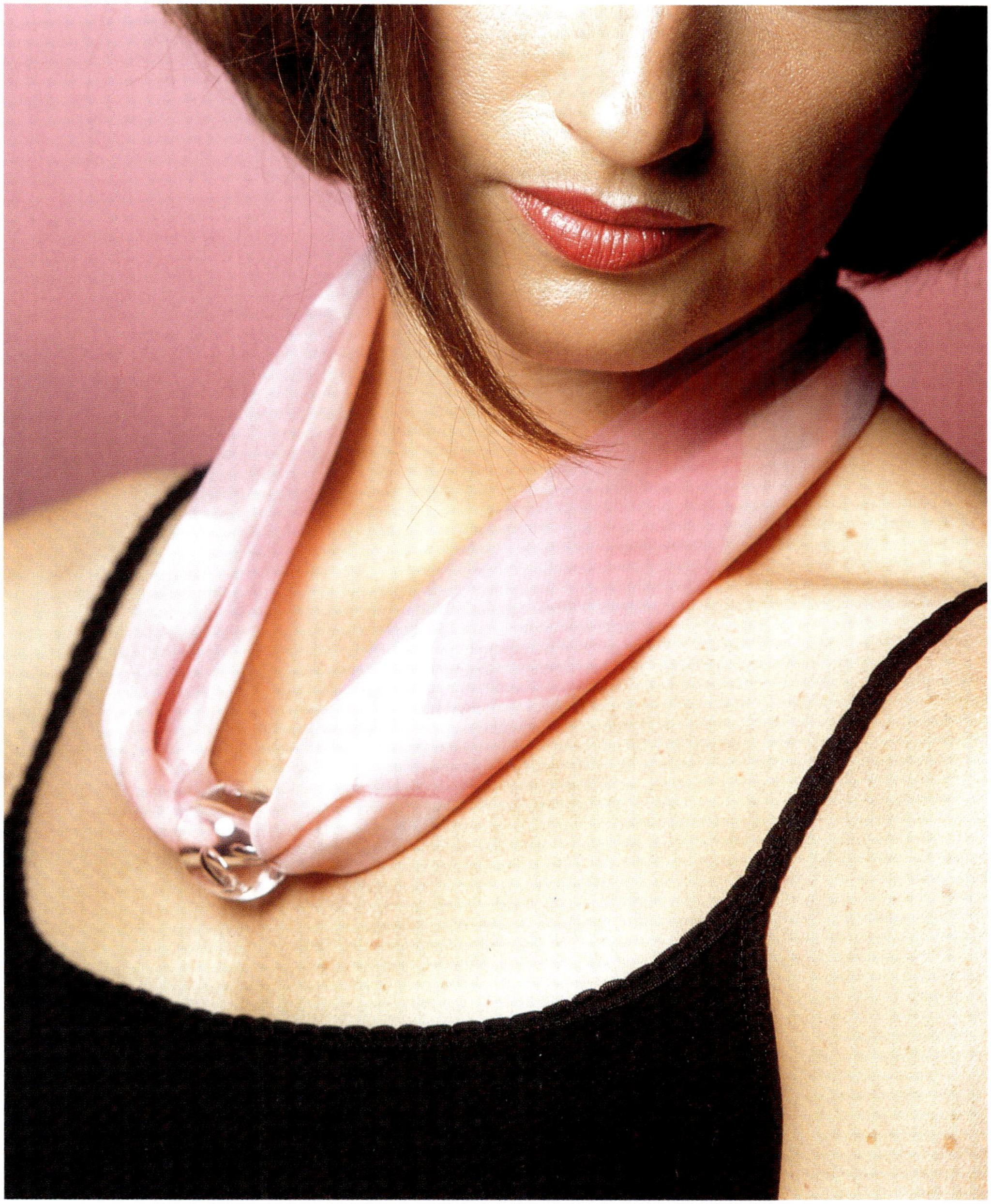

TIPP!

Die Idee mit dem schmückenden PERLENBAND finden Sie auf Seite 32.

Impressum

Hier steht das Kleingedruckte...

Redaktion, Konzept und Text
Christiane Keller-Krische, Gau-Algesheim

Zeichnungen
Adriana Mosconi, Wiesbaden

Fotografien
Barbara Melzer, Patersberg

Grafik-Design
Creart-Werbedesign, Nicole Beier, Oberdiebach

Litho
Detepe, Emmelshausen

Druck
Laub GmbH & Co, Elztal-Dallau

Printed in Germany
ISBN 3 – 928 382 – 02 – 0

Die Kleidung der Modelle wurde zur Verfügung gestellt von:

- Boutique MODISSIMA; Inh. K. Gallois, Bingen

Mit Tüchern wurden die Modelle ausgestattet von:

- Bonita Modehandels GmbH & Co. KG, Hamminkeln
- H. & R. Hubegger GES.M.B.H., Wien
- Jago Mode-Accessoires GmbH, Eschborn/T.

© 2000 by Verlag für Hobby- und Freizeitliteratur, Christiane Keller-Krische, Gau-Algesheim.

Die Verwendung der Texte und Zeichnungen, auch auszugsweise, ist ohne Zustimmung des Verlages urheberrechtswidrig und strafbar. Dies gilt auch für Vervielfältigung, Übersetzungen, Mikroverfilmung und die Einspeicherung und Verarbeitung in elektronischen Systemen. Es ist deshalb nicht gestattet, Abbildungen dieses Buches zu scannen, in PCs oder auf CDs zu speichern oder in PCs und Computern zu verändern oder einzeln oder zusammen mit anderen Bildvorlagen zu manipulieren. Es sei denn mit schriftlicher Genehmigung des Verlages.
Eine gewerbliche Nutzung der Ideen ist nur mit Genehmigung von Verfasserin und Verlag gestattet.
Bei der Verwendung im Unterricht und in Kursen ist auf dieses Buch hinzuweisen.

Die Deutsche Bibliothek
– CIP-Einheitsaufnahme.

Ein Titeldatensatz für diese Publikation ist bei Der Deutschen Bibliothek erhältlich.

Kontakt

"Nickitücher – kleine Tücher ganz groß" und **"DAS BUCH VOM TUCH"** gibt es in allen gut sortierten Buchhandlungen oder schneiden Sie den Bestellcoupon auf der letzten Seite aus und senden ihn an:

Verlag für Hobby- und Freizeitliteratur
Christiane Keller-Krische
Zum Stolzenberg 16
D-55435 Gau-Algesheim

An der Markierung gefalzt - passend für Fensterbriefumschlag!

Oder per Fax
0049/(0)6725/6154

e-mail: info@Keller-Krische.de

Internet: www.Keller-Krische.de

P.S.: Das Buch vom Tuch gibt es auch in englischer Sprache. Fragen Sie nach:
THE BOOK OF SCARVES: 100 IDEAS
ISBN 1-897 685-77-7

Geschenkgutschein/Bestellcoupon

Ein perfektes Geschenk für jede Gelegenheit
für Verwandte, Freunde...und auf jeden Fall Sie selbst.

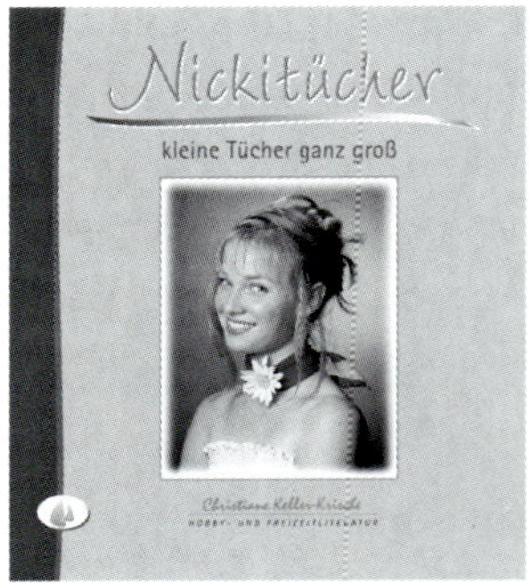

Geschenkservice

Gerne versenden wir ein Geschenkexemplar für Sie. Bitte geben Sie uns den genauen Namen und Adresse des Empfängers bekannt und den Anlass. Wir werden das Buch dann in Ihrem Namen mit einem persönlichen Begleitbrief senden.

Bitte schicken Sie _______ Exemplar(e) **Nickitücher – kleine Tücher ganz groß** zum Preis von je DM 16,90 oder € 8,64 (inkl. gesetzl. MwSt.) an folgende Adresse:

Name ______________________________

Adresse ______________________________

Anlass ______________________________

Bitte senden Sie die Rechnung an:

Name ______________________________

Adresse ______________________________

Datum /Unterschrift ______________________________

"Nickitücher – kleine Tücher ganz groß" gibt es in allen gut sortierten Buchhandlungen oder diese Seite kopieren und senden an:

Verlag für Hobby- und Freizeitliteratur
Christiane Keller-Krische
Zum Stolzenberg 16
D-55435 Gau-Algesheim

Oder per Fax: **0049/(0)6725/6154**, e-mail: info@Keller-Krische.de
Internet: www.Keller-Krische.de

Gutschein

Bestellcoupon

Kennen Sie auch "DAS BUCH VOM TUCH - Tücher, Schals und Krawatten phantasievoll gebunden"?

Sie finden darin über 100 Ideen für den Hals und Schulterbereich, große Halstücher, lange Schals, Tücher als Kopfschmuck und für die Taille, als Tops und Pareos gebunden, Anregungen für die Verwendung von Taschentüchern, Wintertücher, Pashmina, Tücher und Schals für den Mann und Kindertücher.
Dieses Buch ist eine Fundgrube für alle, die gerne Tücher tragen. Sie können es bei mir beziehen.

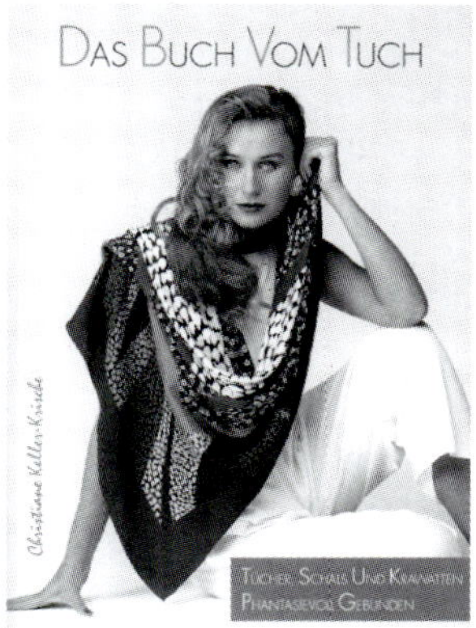

Liebe Frau Keller-Krische, Ihre Tipps und Tricks, Nickitücher phantasievoll zu binden, haben mir sehr viele Anregungen gegeben, mehr aus meiner Mode zu machen. Das Buch ist auch ein sehr persönliches Geschenk.

TIPP!

"DAS BUCH VOM TUCH" ist auch in englischer Sprache erhältlich. Fragen Sie nach: "THE BOOK OF SCARVES: 100 IDEAS"

ISBN 1-897 685-77-7

Bitte schicken Sie mir ________ Exemplar(e)

DAS BUCH VOM TUCH – Tücher, Schals und Krawatten phantasievoll gebunden
zu je DM 29,80 oder €15,24 (inkl. gesetzl. MwSt.). Die Lieferung erfolgt per Post zzgl. Porto.

Name ______________________________

Adresse ______________________________

Datum /Unterschrift ______________________________

"DAS BUCH VOM TUCH" gibt es in allen gut sortierten Buchhandlungen oder diese Seite ausschneiden oder kopieren und senden an:

Verlag für Hobby- und Freizeitliteratur
Christiane Keller-Krische
Zum Stolzenberg 16
D-55435 Gau-Algesheim

Oder per Fax: **0049/(0)6725/6154**, e-mail: info@Keller-Krische.de
Internet: www.Keller-Krische.de

Coupon

Verlag für Hobby- und Freizeitliteratur
Christiane Keller-Krische
Zum Stolzenberg 16
D-55435 Gau-Algesheim

Fax vom Ausland: 0049/67 25/61 54
Fax von Deutschland: 067 25/61 54